子どもの脳を
発達させる

改訂新装版

ペアレンティング・トレーニング

育てにくい子ほどよく伸びる

発達脳科学者 成田奈緒子　臨床心理士 上岡勇二

子育て科学アクシス 編

合同出版

改訂新装版にあたって

本書を手に取ってくださり、ありがとうございます。2018年に初版が発売されましたが、おかげさまでたくさんの方に読んでいただくことができ、このたび改訂版として出版することができました。

発達障害者支援法が制定された2004年から今日までの間に「発達障害かも」と思われる子どもの数が激増しているというデータが出ています。もちろんきちんと診断されたうえで、本当に必要な場合には投薬治療も選択肢の一つではあります。しかし、実際には安易に投薬を考えるより前に、ファーストチョイスにすべき治療法があると私が信じていることがあります。

それは、「生活」です。

子どもが育つ、ということは「脳が育つ」、と言い換えられます。このことは、小児科学でも、そして脳科学でも実証されています。この「脳の育ち」は、子どもを取り巻く環境、中でも親が与える生活環境に大きく左右されます。逆に言うと、いつからでも、どんな子どもであったとしても、生活環境さえ変えれば脳は良くも悪くも育ちが変わります。たとえ障害があったとしても、または何らかの問題が起こってしまったあとでも、必ず「育て直せる」のです。

実際、それまでは強い不安を暴力や暴言でしか表現できなかった子どもであっても、親御さんが私の話をよく聞いてくださり、家庭で生活改善の努力をしたことで、まるで別人のように素晴らしい大人に成長していく姿を何度も目の当たりにしました。さらに、そうした子どもたちに被験者として協力してもらった脳科学・心理学・生理学の実験からも、「本当に環境が子どもの脳を育てる」ことを実証できました。本文でも触れていますが、最近では、大規模な実験データから「良くも悪くも子どもの育ちは環境次第」という論文が世界中で発表されています。

私たちの経験とそれを裏打ちするさまざまな科学データをもとにした実践メソッド「ペアレンティング・トレーニング」を、現在アクシスで多くの会員さんが学び、実践されています。難しいことではなく、日常生活で簡単に実施できることばかりです。そして、どんな状況にあるお子さんに対しても有効な脳育ての実践トレーニングです。２０２０年からのコロナ禍の中でも、動じずに正しい生活を続けたご家庭では、親子ともども不安が大変低く、親子関係も良好に保たれたことが調査により証明されました。子育てをもっと工夫したい親御さん、ちょっと育てにくい子の親御さんに、ぜひ本書を手に取って学んでいただきたいです。

さらに言えば、「ペアレンティング・トレーニング」は、子どもに関わる大人すべてに応用できる方法でもあります。ですから私は、この本を学校や幼稚園、保育園等の先生方や、いろいろな場所で子どもの発達を支援している専門家の方たちにもぜひお使いいただきたいと願っています。先生方が今行っておられる実践方法に＋αでペアレンティング・トレーニングの理論を取り入れることで、子どもたちにさらに「よりよい脳」を作っていただければ望外の喜びです。

成田奈緒子

CONTENTS
目次

第2章 よい脳を育てるペアレンティング・トレーニング……39

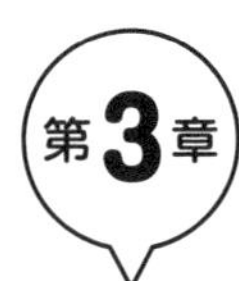

家庭でできる前頭葉の鍛え方……114

序章

①子どものよい育ちとは「よい脳の育ち」、それは「よいペアレンティング」からでき上がるのです

子どものよい育ちってなんでしょう?

「元気な子に育つこと」、「賢い子に育つこと」、または「人を思いやれる子に育つこと」でしょうか。

これらは、一見、だれもが納得しそうですがよく考えるとまったく具体的ではありません。だから大人は、3つの中でもっとも「数値化」しやすい「賢い子に育つこと」、つまりテストの点数、で「よい育ち」を判断しがちです。

私たちは、子どものよい育ちとは、すなわち「よい脳の育ち」であると定義しています。のちほど詳しく説明しますが、よい脳とは、「①からだの脳」「②おりこうさんの脳」「③こころの脳」の3つのパートが、①②③の順番に、バランスよく育った状態を指します(30ページ参照)。

ですから、脳が育ちあがる18歳ごろになるまで、その子が「よく育った」かどうかなどは結論

づけられるはずはありません。逆に言えば、18歳ごろまでであれば、脳はいつからでも育て直せるということになります。

「脳の育ち」のカギを握るのが「ペアレンティング＝Parenting」です。直訳すれば「養育・親の子育てのやり方」です。しかし、私たちは「親など周囲の大人が子どもに与える、脳を育てる生活環境」としてこの言葉を使っています。

ペアレンティングの具体的な内容は、第2章で詳しく解説しますが、よいペアレンティングとは次のようにまとめられます。

子どもの脳を育てるよいペアレンティング

❶ブレない生活習慣を確立する
❷調和が取れたスムーズなコミュニケーションを図る
❸親子がお互いを尊重して協力しあう体制をつくる
❹怒りやストレスへの適切な対処法を共有する
❺親子が楽しめるポジティブな家庭の雰囲気をつくる
❻親はブレない軸を持つ

この本で紹介する「ペアレンティング」は、ただの育児というニュアンスではなく、脳を育てる順番とバランスを強く意識して、親が子どもに生活の中で関わっていくということです。

これが、驚くほど子どもがよく育つ・変わる効果を発揮します。

大切なのは、結果をすぐに求めてはいけないということです。脳が育ちあがる18歳以降になって、やっとその子の育ちが評価できるものだと考えてください。ペアレンティングには「忍耐と根性」も必要なのです。

次に紹介するA君やBちゃんは、私たちが実際に関わったケースをもとにつくったよくある失敗例です。

お読みいただくと、みなさんの周りにも、同じような子どもが一人、二人、思い浮かぶのではないでしょうか。私たちは、ここに紹介するA君もBちゃんも、表に現れる子どもの状態像は全然違うように見えていても、問題の根っこは同じだと考えます。

では、ペアレンティング、もしくは脳育てという視点から、二つの事例のいったいどこが失敗なのか、具体的にどうすればよいのか見ていきましょう。

②キレる問題児Ａ君……でも、大丈夫になりました

小学校４年生のＡ君は〝問題児〟でした。

小学校低学年のころから「授業中に立ち歩く」「周りの子に手を上げる」「宿題をしてこない」「忘れ物が多い」などと学校の先生からいつも指摘され、お母さんは困り果てていました。

そして、お母さんはとにかく学校での問題を解決しようと、家庭で毎日次のような働きかけをしていました。

- 学校から帰ってきたらまずは手洗いとうがいをさせる。
- お母さんが用意したおやつを食べさせる。
- ランドセルをお母さんがチェックして、今日の宿題を出し、机の前に母子いっしょに座って宿題をさせる。
- 宿題が終わるまではゲームは禁止。
- 宿題に集中できず、すぐ飽きることが多いＡ君には、しつけと思ってきつく叱る。
- 宿題が終わってから、やっとお母さんは夕食の支度をはじめる。

●宿題を頑張ったA君は、寝る時刻まで自由にゲームをしてもよい。
●ゲームを満足できるまで遊んでから、入浴、そして就寝。
●朝はできるだけたくさん睡眠時間が確保できるよう、ぎりぎりまで寝かせる。
●学校の支度は、忘れ物があっては大変なので、時間がない子に代わり、お母さんが朝おこなう。

しかし、子どものためにとお母さんはパートの仕事まで辞めてつきっきりでA君に関わっているにもかかわらず、A君の問題行動は、少しもよくならないどころか、どんどんひどくなり、家でも「キレる」ことが多くなりました。

ついにある夜、お母さんが「明日学校に遅れたら困るから、もうそろそろゲームをやめて寝たら?」と一言声をかけたところ、「うるせーんだよ!! クソババア!」と叫んで、テーブルにあった皿やコップ、ついには椅子まで投げて暴れだしました。

なぜ失敗?

じつは、このお母さんが(よかれと思って)取った方法は、ペアレンティングの理論からいえばすべてが真逆ともいえる対応でした。

●「宿題を全部終えること」を生活の中心に据えたため、夕食の時間や就寝時刻が流動的な生活です。そして手洗いうがいおやつ、学校の予定の確認など、帰宅後の生活リズムをすべて親主導でおこなっている生活は、「❶ブレない生活習慣を確立する」ことからは遠ざかっていく関わりです。

●「宿題ができなければ叱る」という一方的な親子の会話の形態は、「❷調和が取れたスムーズなコミュニケーションを図る」ことからは遠ざかっていく関わりです。

●「子どものために」と仕事を辞め、「子どもの宿題のために」夕食の準備など家事一切を流動的におこなう親の姿勢は、「❸親子がお互いを尊重して協力しあう体制をつくる」ことからはほど遠い関わりです。

●A君の家庭の生活環境では、「❹怒りやストレスの適切な対処法を共有する」「❺親子が楽しめるポジティブな家庭の雰囲気をつくる」ことが不可能であることは想像に難くありません。A君の激しい攻撃性や衝動性の増悪は、「起こるべくして起こった」事態だったのです。

そしてどうなった?

私たちは、A君のお父さんとお母さんに次のお願いをしました。

●A君が家で守らなければならないことは、次の二つだけであることを、お父さんとお母さんに同意してもらい、A君に伝えてもらいました。

「21時までに布団に入る」こと。

「夕食開始の時刻は毎日19時前後と一定にする」こと。

この二つを守れば、残りの時間は自分で決めて生活してよいと、また、宿題、入浴はしてもしなくてもかまわないと伝えてもらいました。


この二つの提案はじつにシンプルなので、A君も納得しました。さらに、お父さんとお母さんには次のお願いもしました。

●お母さんは、時折（わざと）19時までに夕食の支度ができない事情をつくり、A君に「助けて！」と頼んでください。助けてくれたら必ず「ありがとう！」と言ってください。
●お父さんは、できるだけ夕食の時間に在宅できる日をつくり、お母さんと「楽しい」会話をしてください。休みの日には、夫婦で出かけるなどして子どもが留守番をする日をつくってください。

そして、2カ月後——。

「家庭が丸ごと変わりました！」という報告を受けました。

Ａ君は21時に布団に入るためには20時半までにゲームを終了しなければと「自分で」気づき、20時ごろから時計を気にして切りのいいところでやめ、お母さんに「預かっといて」とゲーム機を渡しにくるようになったそうです。

そして、毎日19時前後にはじまる夕食の時には、家族といっしょに食卓に座って食べるようになりました。宿題や入浴や学校の支度は、ゲームに気をとられてやらないこともあるようですが、お父さんもお母さんもまったくそのことは指摘しないでいました。すると、最近は、自主的に昨日やらなかった宿題を朝10～20分くらいで片付けてから学校に行くことも多くなったそうです。

お母さんはＡ君につきっきりになるのをやめて、趣味のヨガ教室に週1回通いはじめました。その日は夕食の支度が大変なので、出かける前に、Ａ君に、「ご飯炊いて、キャベツ刻んでおいてください」などとメモを残して出かけます。するとＡ君はきちんとそれらをやっておくようになったそうです。

お母さんは心から笑顔で「ありがとう！　助かったわ！」と言えます。夫婦の会話も多くなり、いつの間にかＡ君も会話に入って家族で笑顔で過ごす夜が増えたようです。

「今は、学校からもとても落ち着いたと言われますし、家でも、声を荒げたり乱暴になることは一切ありません」とお母さんが笑顔で話していました。

さらに時は流れて10年後、Ａ君は現在大学2年生になっています。「自分がやりたい」仕事に就くためにどうしてもこの大学に行きたい、と猛勉強の末に合格しました。将来役に立つと思われる資格を次々と取得し、夢をかなえるべく前向きに進んでいます。大学教員の成田から見ても「今時めずらしい、理想的な」大学生だと思います。ご両親はまったく手をかけることなく、信頼して見守っています。

③何もかも心配な子Bちゃん……でも、大丈夫になりました

小学校3年のBちゃんは〝心配な子〟でした。

いつも活発なお姉ちゃんと違って、小さいころから何をするにもゆっくりな子でした。自己主張をすることもなく、幼稚園のお遊戯会では後ろで立っているだけの「木」の役を与えられるようなBちゃんでした。身体も弱く、年中風邪をもらってきては熱を出したり、疲れからおなかを壊したりしていました。食も細く、お弁当や給食も残すことが多くて、むりに食べさせると吐いてしまうこともありました。お母さんは、「なんとか普通の子のようになってほしい」と考え、Bちゃんに以下のような働きかけをしてきました。

●朝は自分で起きられず、また食欲もなく頭痛を訴えることも多いので、お母さんは、できるだけぎりぎりまで寝かせておき、着替えを手伝い、食べられそうなものを少量だけ食べさせてから、車で学校まで送っています。
●給食もあまり食べてこないので、夕食はBちゃんのためにスペシャルメニューを用意し、「せっかくつくったから全部食べてね」とお願いして、食べ終わるまでお母さんが付き添っています。
●お友だちと遊ぶ時に、自己主張ができず損な役回りを押し付けられるので、お母さんがお友だちの子に「次はBちゃんをお姫様の役にしてあげてね」などと声かけをしています。
●ほかの子どもにバカにされなくてすむように、体を鍛えたくさんの特技を身につけさせたくて、幼児期からバレエ、そろばん、英会話、バイオリンを習わせています。

しかし、Bちゃんは小学校3年のある日から、学校に行かなくなりました。理由を聞いても何も答えません。自室の布団から出てこようともせず、ご飯もほとんど食べなくなってしまいました。

お母さんが何を話しかけても「別に」「なんでもいい」「わからない」としか言葉を発さず、いったい彼女がなぜ学校に行かないのか、そして何を考えているのか、だれにもまったくわからない状態でした。

Bちゃんのお母さんも、ペアレンティングの視点から見れば「適切ではない」生活環境をBちゃんに与え続けていました。

なぜ失敗？

●「朝は自分で起きられず、また食欲もなく頭痛を訴えることも多い」「できるだけぎりぎりまで寝かせておき、着替えを手伝い、食べられそうなものを少量だけ食べさせてから、車で学校まで送っていく」

このBちゃんの状態は、「❶ブレない生活習慣を確立する」からはほど遠いものです。それ以前に、小学校3年生という年齢であるにもかかわらず、脳の育ちの中でももっとも重視されるべき睡眠や食欲の土台である「からだの脳」（31ページ参照）がまったく育っていない状態であることが大問題です。この状態では、身体機能はもちろん、学習やスポーツをより高度に鍛える「おりこうさんの脳」（32ページ参照）も、また社会性や優しさをはぐくむ「こころの脳」（32ページ参照）もうまく働くはずがありません。

●Bちゃんは、「からだの脳」ができていないので、脳に「食欲」のリズムがまだ育っていません。「からだの脳」を育てずして、「せっかくつくったから全部食べてね」と、食事中お母さんがそばで監視している状態は、ペアレンティングがめざす「❷調和が取れたスムーズなコミュニケーションを図る」「❺親子が楽しめるポジティブな家庭の雰囲気をつくる」ことから完全に遠ざかった状態です。

●お友だちにバカにされたらかわいそうだからとお母さんが子どもたちに声かけをする環境は、「❸親子がお互いを尊重して協力しあう体制をつくる」ことからはかけ離れています。

●さらに、たくさんの習い事に時間を割けば、生活時間を圧迫して、さらに「❶ブレない生活習慣を確立する」ことからはどんどん遠ざかっていくので、Bちゃんの体調は悪くなるばかりで悪循環になるのです。

そしてどうなった？

一番の問題は、Bちゃんの「からだの脳」がまだきちんと育っていないために食欲が起こらず、自律神経が体内時計と共に働かず、とくに朝に不快な身体症状が出ていることでした。

そこで、Bちゃんのお母さんに、次のようなお話をしました。

●まずはシンプルに朝の入浴をおこなうことをすすめました。

●できたらお母さんがいっしょに朝風呂に入って楽しい話をしたり、お風呂で遊べる遊びをする。Bちゃんはお母さんが大好きなので、朝お母さんが抱っこしてお風呂に連れていくのもOK。

また、次のことも伝えました。

●学校に行かせなくては、とか、引っ込み思案をなおさなくては、などは、今は考えない。
●家でやれることを探し、Bちゃんの責任業務にする。できたらほめる、お礼を言う。
●食事は家族全員同じメニューでよい。
●習い事は、睡眠時間を阻害しない程度に整理する。

Bちゃんも3カ月ほど経って、「学校に元気に通っています！」とお母さんが笑顔で報告に来ました。最初は、抱っこしてお風呂まで連れていかなくてはならず、お母さんも大変だったようですが、2、3日すると、湯船に浸かってしまえば頭もしゃっきりと覚め、お母さんと笑顔で話ができるようになったとのこと。

2週間ほど経ったある日、自分から起きてお風呂まで歩いていき、さらに風呂から上がったあと、上気した顔で「おなかすいた！」と言ったそうです。お母さんは、Bちゃんのための特別なメニューはやめて家族と同じ朝ご飯にしていたのですが、以前は絶対口にしなかった、魚の煮つけや青菜の煮びたしなどもパクパク食べるようになったそうです。

それだけではありませんでした。Bちゃんは、家族と同じ朝ご飯を食べだした日に、何事もなかったかのようにランドセルを背負い、学校に行きはじめたそうです。そして、帰宅すると1歳の弟となかよく遊んでくれます。お母さんはその間家事ができるので大助かり。「本当に役に立つ子ねえ」と笑顔で声かけをできるようになりました。

習い事は、Bちゃんが絶対続けたい！　といったそろばんだけを残してほかは全部やめました。

そんなある朝、いっしょにお風呂に入っている時にBちゃんがお母さんに言いました。

「前、学校に行きたくなくなったのは、給食のにおいをかぐと気持ち悪くなったからなの。でも今はね、給食のにおいをかぐとおなかがぐう～って鳴るんだよ！」

お母さんは喜んでいました。

Bちゃんは現在高校3年生です。朝風呂の習慣のおかげで、中学生の時には毎朝4時に起きて「朝勉」をするようになりました。成績がぐんぐん伸びて、県内有数の進学校に入学できました。好き嫌いがなくなりしっかり栄養を摂っているので、病気で欠席をすることもありません。自分の考えをしっかり持っており、それを文章で表現することが得意なBちゃんは、将来ジャーナリストになりたいと考えています。今は、その夢をかなえるために、大学入学をめざして受験勉強を頑張っています。もちろん、Bちゃんのお母さんも、今は何も手をかけることなく、信頼して見守っています。

④ 性格傾向が脆弱(ぜいじゃく)な子ほど、よくも悪くもペアレンティングの影響を大きく受ける

人の性格形成に影響を与える遺伝子の発見

長年、人の性格は最終的にどのような要因により形成されるのだろう、というテーマについて多くの研究者が興味を持ち、さまざまな手法で調査研究をおこなってきました。

１９９０年代に、ＤＮＡを容易に操作・解析するＰＣＲ（Polymerase Chain Reaction）という画期的な技術などが開発されたことにより、人の性格形成に関する研究が大きく発展しました。成田もちょうどそのころに大学院で研究活動をはじめ、患者さんからいただいた血液などから遺伝子を分析する手法を使った多くの研究をおこなっていました。

当初は、ＤＮＡの欠失（遺伝子の一部がなくなってしまって病気が発症すること）や転位（正常な遺伝子が別の場所に移動してしまって病気が発症すること）などで起こる遺伝病の解明に力が注がれていましたが、ほぼすべての病気の原因遺伝子が解明されつくすと、研究者たちの興味は、性格や気質、精神心理疾患に関連する脳に存在する遺伝子に移っていき、セロトニンやドーパミンなどの濃度に影響を与え「人の性格形成に影響を与える遺伝子」が多く発見されるように

なりました。

これらの遺伝子は、もともとは脳神経系に必須の働きを持つとして発見されていた遺伝子群でした。つまり「その遺伝子がなくなってしまうと生命そのものがなくなる」という重要な遺伝子ということです。その後の研究で、その遺伝子群の「型」が人の性格傾向を変える役目も担っていることがわかったのです。

血液型を例にとってみましょう。

赤血球は人体の生命維持にとってなくてはならないもので、人間は全員正常な形の赤血球をっ持って生きています。ですが、その赤血球の表面にくっついている物質の形が人によって違うため、A型、B型、O型、AB型に分類されます。もちろんどの型でも生命に影響はしませんが、型によって若干血液の性状が違ってきます。

同じように、脳神経系に必須であるさまざまな遺伝子の中にも、よくよくその配列を調べてみると、ちょっとした個体差、つまり「型」がある、という事実がわかりました。生命には影響しないものの、型によって、その人の性格傾向等に若干の差ができるということが見つかったのです。

セロトニントランスポーターの働きと性格傾向

例えば、セロトニントランスポーターという物質は、脳や腸など全身で重要な役割を持つセロトニン神経という神経の末端の部分の膜に存在し、神経接合部で働くセロトニンという物質の再吸収に関連する働きをしています。このセロトニントランスポーターの遺伝子に、血液型のように何種類かの型が見つかりました。

　そしてこの遺伝子の型によって、セロトニントランスポーターが「少なめにできる」人と「多めにできる」人がいることがわかったのです。「少なめにできる」と、神経接合部でのセロトニンが分解されやすくなりセロトニン神経の働きが弱くなり、逆に「多めにできる」と、セロトニン濃度が上がってセロトニン神経の働きが強くなる、ということがわかっています（図①）。

　セロトニン神経は「不安の除去」と関連しているため、セロトニン神経の働きが強いと不安が低く、逆に働きが弱いと不安が高い性格傾向になりやすいのです。

　つまり、セロトニントランスポーターが「多

図①　セロトニントランスポーターの働きと性格傾向

セロトニントランスポーター
が**多め**にできる型

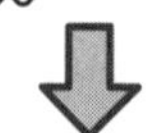

セロトニン神経
の働きが**強い**

不安が**低い**

おおらかな子

セロトニントランスポーター
が**少なめ**にできる型

セロトニン神経
の働きが**弱い**

不安が**高い**

神経質な子

めにできる」型なのか「少なめにできる」型なのかを調べることにより、その人が「遺伝的に」、生まれつき不安が低めか、そうでないかを予測することができるというわけです。

遺伝的な性格傾向とペアレンティング

セロトニントランスポーター遺伝子以外にも、セロトニン神経関連遺伝子や同じように脳に必須の神経であるドーパミン神経関連遺伝子などにおいて「型」が見つかり、その型が性格傾向と関連することがわかりました。

研究者たちはその「型」を調べることにより、子どもたちの「将来像」を予測することができると考えました。

そこで、幼児期から長いものでは10年以上にわたって子どもに成長と共に形成されてくる性格傾向を分析し、また、同時に親が子に与える養育環境、すなわちペアレンティングを評価し、それが遺伝子の「型」から予測されるものと一致しているかどうかの調査をはじめました。

さまざまな研究の結果を総合して表したのが図②です。ここには、遺伝的に弱さのある子ほど、ペアレンティングを含めた子どもが育つ環境への感受性の大きさが強い、ということが明確に示されています。

遺伝的な脆弱性（さまざまな精神心理疾患やネガティブな性格傾向になりやすい遺伝子の「型」）がない子の場合には（図②━━線）、ペアレンティングを含めた環境や経験がネガティブであってもポジティブであっても、子どもが思春期以降に育ちあがった時点での社会行動に関係する性格傾向（ドラッグ使用への考え方や寄付による社会貢献などの規範意識、他人に対するよいふるまい、不安や攻撃性の客観的評価など）には大きく影響しませんでした。

一方で、遺伝的な脆弱性を1個（▮▮▮線）2個（▪▪▪▪線）、3個（●●●●線）、4個（▮線）と持つ子どもたちの場合には、この脆弱因子の数が増えるにつれ、親など周囲の大人から受けるペアレンティングを含めた環境や経験が、思春期以降の性格傾向に大きく影響することがわかりました。

図②からもわかるように、ネガティブな環境で育てられると、これら脆弱性の高い子どもたちは社会行動に関連する性格傾向は大きく悪い結果になりやすいくなるのですが、他方で、彼らがポジティブな環境で育てられると、性格傾向は大きくよい方向へ変容します。つまり、生まれついての遺伝的な要因というのは、まさにペアレンティングによって、よくも悪くも大きく変化しうるものである、ということなのです。

これらの性格傾向に関連する遺伝子がすべて脳に存在するものであることを考えると、思春期以降の性格を大きく変容させうるペアレンティングとは、まさに「よい脳の育て方」そのものであると考えられることがわかるでしょう。

とくに若年者の脳には高い可塑性（かそせい＝与えられた刺激により変化しうる能力）があります。遺伝的な要因があっても、途中までネガティブな環境で育っても、気がついた時から「ペアレンティング＝親などの周囲の大人が子に与える、脳を育てる生活環境」を変えることで、いつからでも、何歳からでも子どもの脳は育て直せると、私たちは信じています。

図②　子どもの性格傾向とペアレンティングの関連

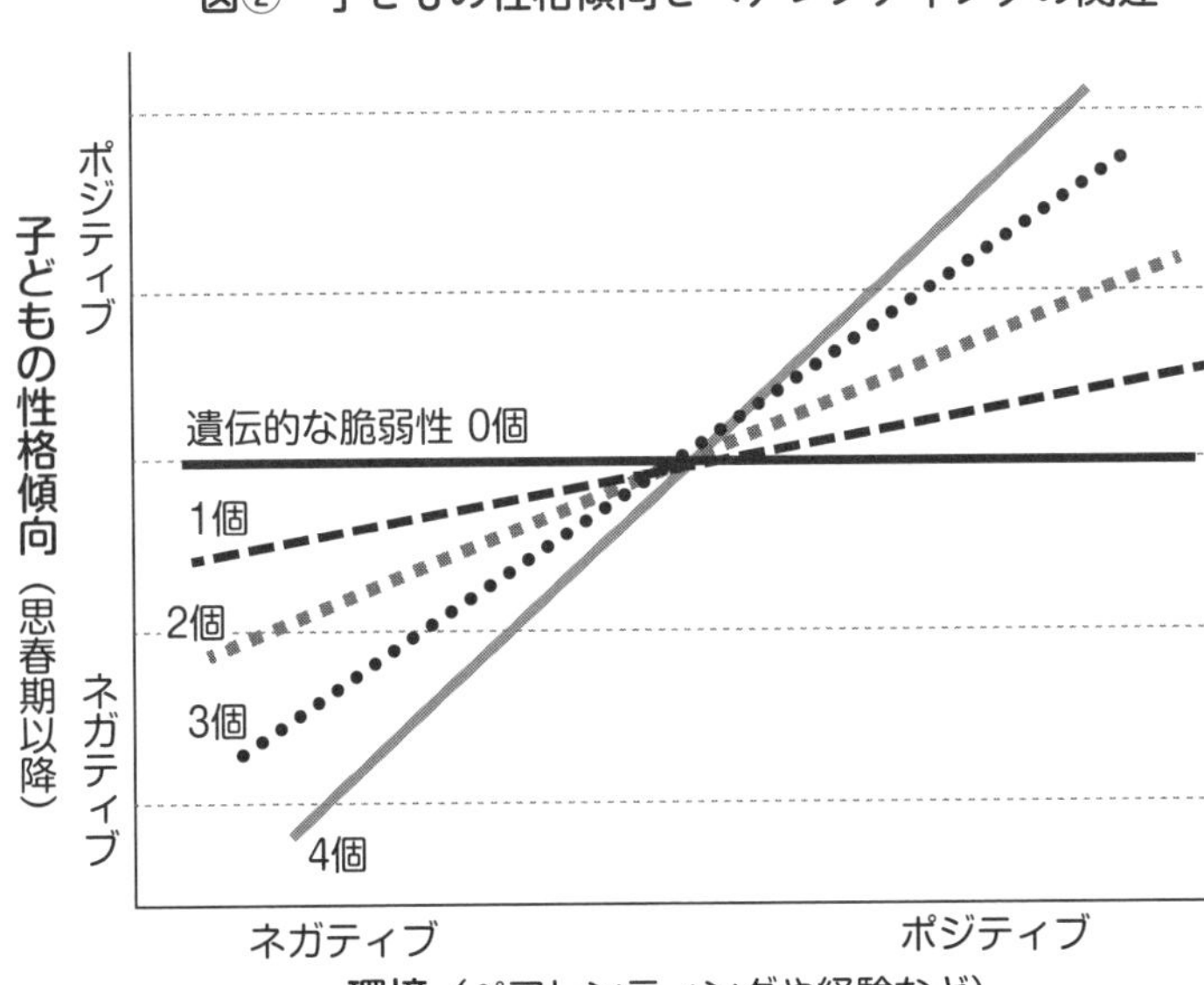

研究結果からは、環境に大きく左右されやすい（脆弱性のある）遺伝子の型があることがわかった。そのような脆弱な型を数多く持つ子どもほど、よくも悪くもペアレンティングやそのほかの環境因子に大きく影響されることがわかる。このモデル図では、4つの脆弱な型を持つ子ども（▬▬の線）がもっとも大きく環境に影響され、1つも持たない子ども（▬▬の線）の子どもはほとんど環境に左右されないことを表している。

出典：Masarik, AS et al,. For better and for worse: genes and parenting interact to predict future behavior in romantic relationships.J Fam Psychol. 28(3):357-67, 2014; Developmental interplay between children's biobehavioral risk and the parenting environment from toddler to early school age: Prediction of socialization outcomes in preadolescence. Kochanska, G et al., Dev Psychopathol. Aug;27:775-90, 2015; Brody, GH et al., A differential susceptibility analysis reveals the "who and how" about adolescents' responses to preventive interventions: tests of first-and second-generation Gene × Intervention hypotheses. Dev Psychopathol. 27:37-49, 2015.

まずは「確立された生活習慣」からはじめて、最後は前頭葉を鍛える！

その子が持つ「素因＝脆弱性」がどれだけ強くても、よいペアレンティングを「生活」で提供することで、子どもの育ちは変わります。

幼児期～小学校低学年までの時期に「からだの脳」がしっかり育った「元気な子」は小学校から中学校で「賢い子」になり、そして小学校高学年から18歳までの時間をかけてじっくり「人を思いやれる子」に育ちあがっていきます。

このプロセスのすべてにもっとも重要なカギを握るのが、家庭での環境、すなわち生活であり、そこで親がどのように関わるか＝ペアレンティングなのです。

子育ては「一発勝負、やり直しなし」ではありません。脳には可塑性があるので、よいペアレンティングをもう一度提供し直すことで、いつからでも脳を育て直すことが可能です。

ただし、脳を育てる順番とバランスを間違えてはいけません。もっとも大切なのは、家庭で「確立された生活習慣」を整えることです。家庭とは、学校や塾とは違って、土台から脳を育てる、もしくは育て直すことができる大切な場所なのです。

さらに、脳の中でももっとも高度な機能を司る大脳新皮質と、その一部である前頭葉を鍛えるコツについても、家庭生活でのペアレンティングで育つ部分が多くあります。コツを知り、毎日くり返し子どもの脳に刺激として提供することで、本当に子どもの育ちは変わります。

実際、A君やBちゃんの実例があります。ペアレンティングを変え、提供し直すことで、途中から大きく子どもの脳の育ちが変わり、最終的には社会の中でむしろ理想的にふるまえる性格傾向に育ちあがりました。

「うちの子、育てにくい……」「もしかしたら問題あるかも……」と思っても大丈夫です。むしろ期待以上によく育つ可能性がある！　と思って、「よい脳育て＝よいペアレンティング」に取り組んでください。

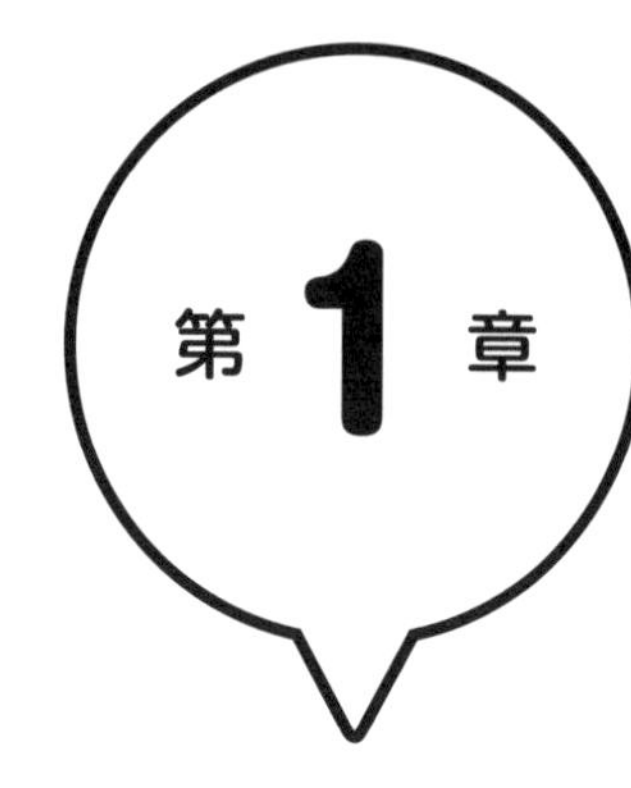

よい脳の育ちとは？
——最新脳科学の理論から学ぶ

1 発達とは脳の育ちである

「発達」という言葉にはいろいろな意味が含まれますが、基本的には「子どもが生まれてから約18年間を通してからだの大きさやその機能を成長させていくこと」、と考えることができます。そして、人間の機能の大部分は脳が担っているわけですから、子どもの発達、をほぼイコール脳の育ち、と考えても間違いではありません。

脳育てには、守られるべき順番とバランスがあります。ここで脳を大きく3つのパートに分けて、まず順番について解説しましょう。

からだの脳

最初にきちんと育てられるべき脳は、寝ること、起きること、そして食べることとからだをうまく動かすことを司る「からだの脳」です。主に、大脳辺縁系、視床、視床下部などの間脳や、中脳、橋、延髄など脳幹部を含む部位を指しています（図③）。

通常、生まれた時には寝たきりで夜も昼も見境なく泣き、ミルクをねだります。はじめは、睡眠も食欲も身体の動きもコントロールできない赤ちゃんが、次第に首が座り、お座りをしてはいはいができるようになり、1歳ごろになると、朝目覚め、夜眠り、そして起きている間に姿勢を維持してからだを動かし、食事を3回摂るようになります。同時に、喜怒哀楽を表情や声で表現できるようになってきます。

図③　脳の発達には順序が大切

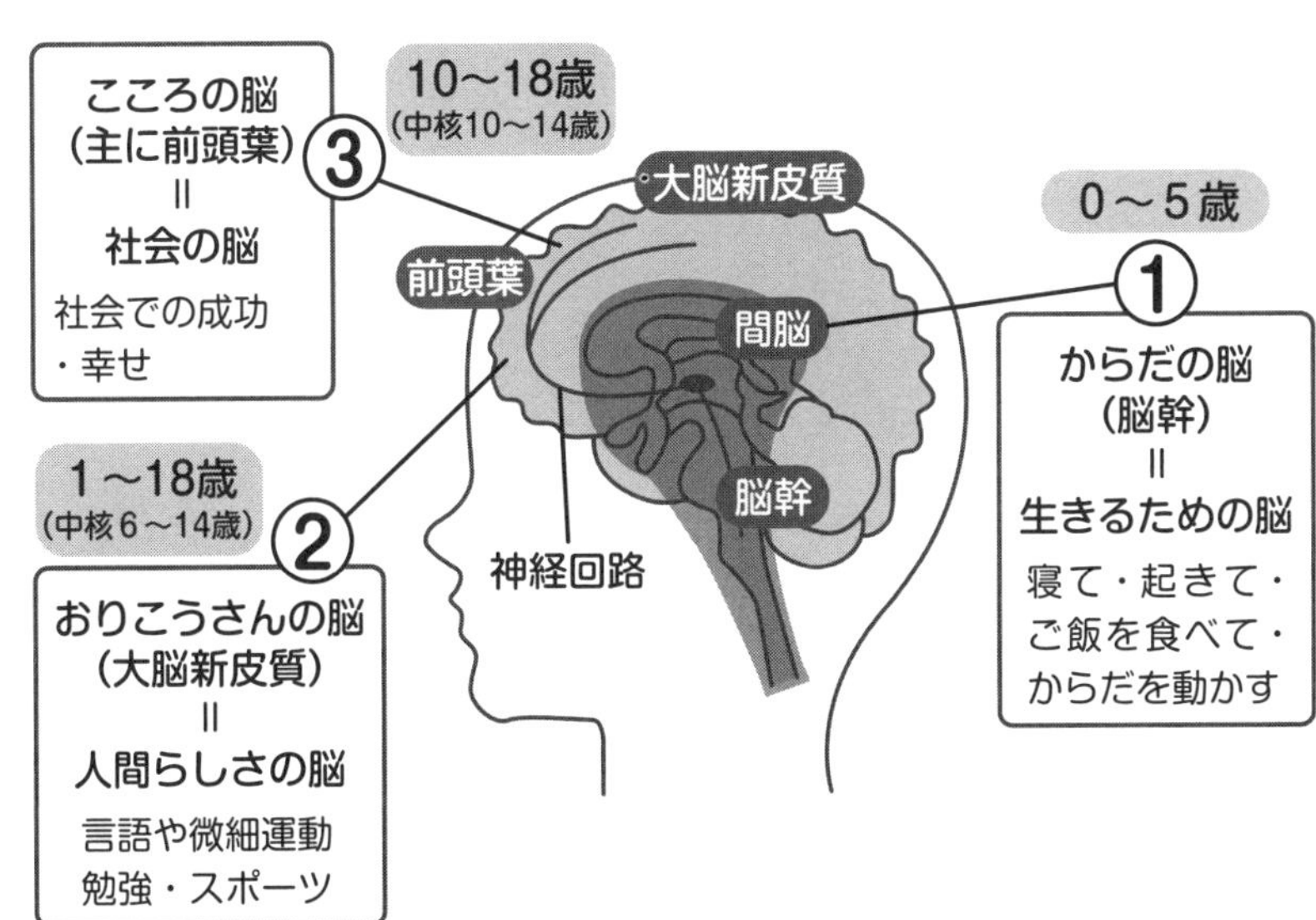

これが、人間が生まれてから第一番目にはじまる脳とからだの発達です。およそ生後5年くらいをかけて育っていきます。「からだの脳」は、生命維持装置ですから、人間のみならず動物たちもきちんとこの脳を働かせて生きています。

おりこうさんの脳

1歳ごろからは、「おりこうさんの脳」の育ちがはじまります。主に大脳新皮質を指しています（図③）。

「おりこうさんの脳」は、言語機能や微細運動、そして思考などを司ります。人間ならではの機能がたくさん詰まった部分なので、一般的には、脳というとこの脳の働きをイメージします。実際、進化が進んだ動物ほど大きく機能も高度化していて、人間を動物から区別するには大切な脳です。「おりこうさんの脳」はとくに小中学校での学習を中心として、大体18歳くらいまでの時間をかけて育ちます。

こころの脳

最後に育つのは「こころの脳」です。私が「こころの脳」と呼んでいるのは、大脳新皮質の中でももっとも高度な働きを持つ「前頭葉」を用いて、動物的にはなく人間的に論理思考をおこなうことで、問題を解決する能力のことです。

人間の脳は、だいたい10歳を過ぎたころから「からだの脳」で起こる原始的な欲求や情動を、前頭葉までつなぐ神経回路が構築されます（図③では線で描かれたつながりです）。

例えば「からだの脳」で起こった喜怒哀楽の情動は、そのまま行動に反映されると人間社会ではうまくいかないことも起こります。そこで人間は、起こった情動を「からだの脳」から「おりこうさんの脳」の一部分である前頭葉につないで、状況判断や記憶を使って論理的に思考をした上で、自分が取るべき最良の行動や言動を選ぶのです。

脳の育ち＝発達です。どんな子どもにおいても発達には決まった順番があり、それが前後すること、例えば首がすわる前に言葉をしゃべりだすなどということはありません。

そう考えると、乳幼児期に喜怒哀楽を素直に行動や言動に表すのは、当たり前のことであり、むしろ「聞き分けのよい、とてもおりこうさんな子」のほうが発達から言えば不自然であることが了解できるでしょう。

脳育てのバランスとは

脳を育てる、ということを2階建ての家を建てることに置き換えてイメージしてみましょう。図④を見てください。

2階建ての家を建てる時には、1階部分からつくりはじめ、ある程度1階ができてから2階をその上につくります。そして、1階と2階ができたら、最後に階段をつけて完成です。

脳育てでは、1階が0〜5歳で盛んにつくられる「からだの脳」、2階が1歳を過ぎてから18歳までの時間をかけてつくられる「おりこうさんの脳」、そして階段は、10歳を過ぎてやっと完成に向かう「こころの脳」と考えられます。

ですから、小学校入学前の5歳の時点では、1階が大きくしっかりと頑丈であるのに対し、まだまだ2階はでき上がっていない状態が理想的な家づくりといえるのです。なぜなら、小学校、中学校と進むにつれ、子どもの脳には学習やスポーツの刺激がくり返し入ってきます。1階がもともと広く大きく頑丈につくってあればこそ、これらの刺激により、どんどん2階を広げていき、10歳の時点では1階と2階が十分に広い家の形になります。

そうしたステップを経て、最後は10歳以降、「こころの脳」がつくられ、15〜18歳ごろを目安に、大人の手を借りなくても「自分に自信が持てる」「自分で頑張れる」脳が完成します。

図④　よい脳育てのイメージ

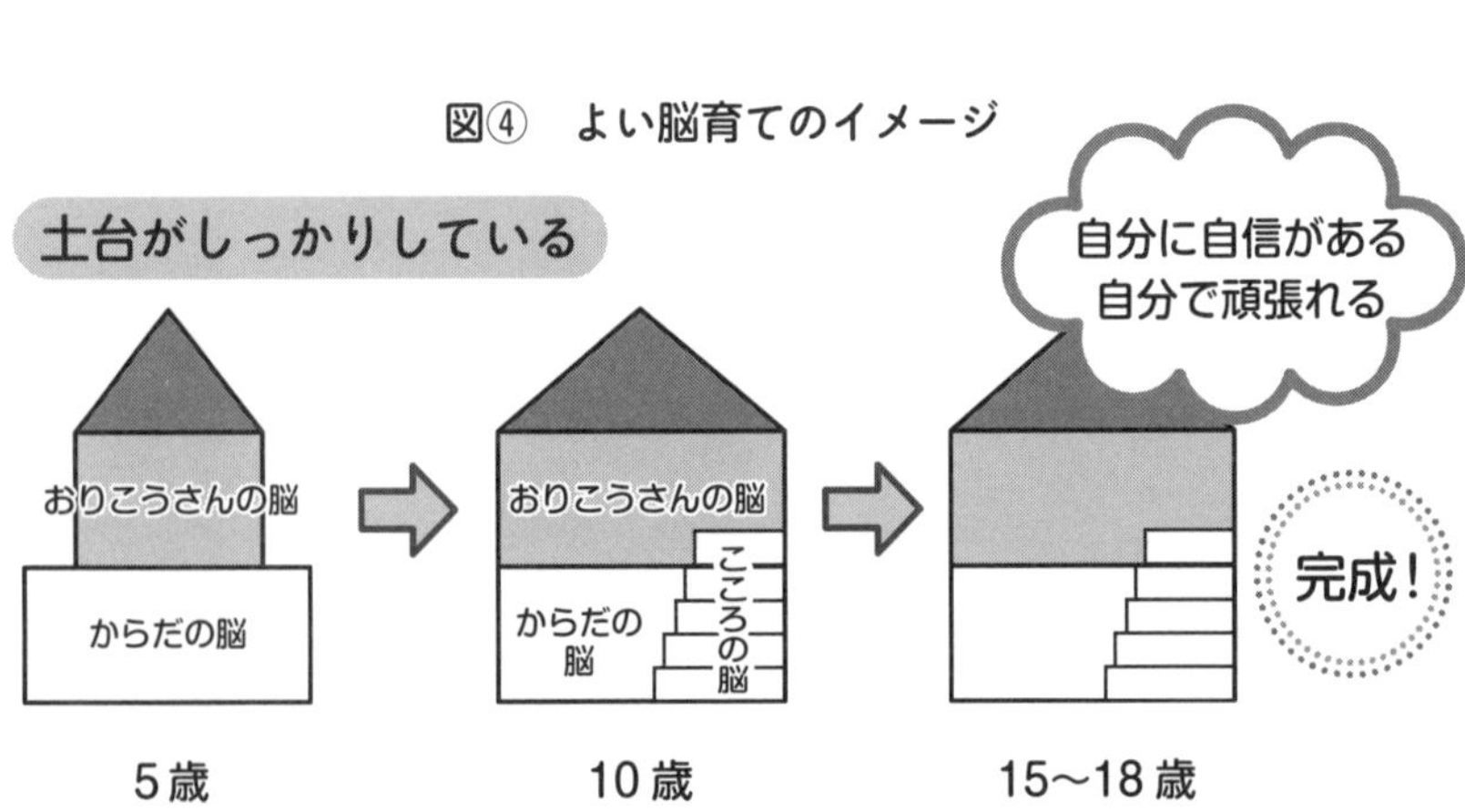

そして自立が近い人間が育ちあがります。

しかし、図⑤を見てください。これは現代の子育ての中でしばしば見られる、「よい子、賢い子をなるべく早くつくりたい」という風潮を家を建てるということに置き換えたイメージです。

子どもに早くから知恵をつけるためにたくさん習い事をさせることは、いうなれば２階建ての家を建てるのに２階から先につくっていくようなことです。

２階部分の「おりこうさんの脳」ばかり大きく広く頑丈につくっても、それを支える１階部分、つまり「からだの脳」が貧弱であれば、家としてのバランスがとても悪く、結果として長持ちしないのは当然です。

小さい時から「勉強ができる」とか「スポーツができる」とか「外国語がしゃべれる」とかいうことだけをめざした育て方をしていても、それはすべて「おりこうさんの脳だけがうまく育つ」ということだけの意味しかありません。

これでは10歳ごろに震度３くらいの弱い地震、すなわち

図⑤　悪い脳育てのイメージ

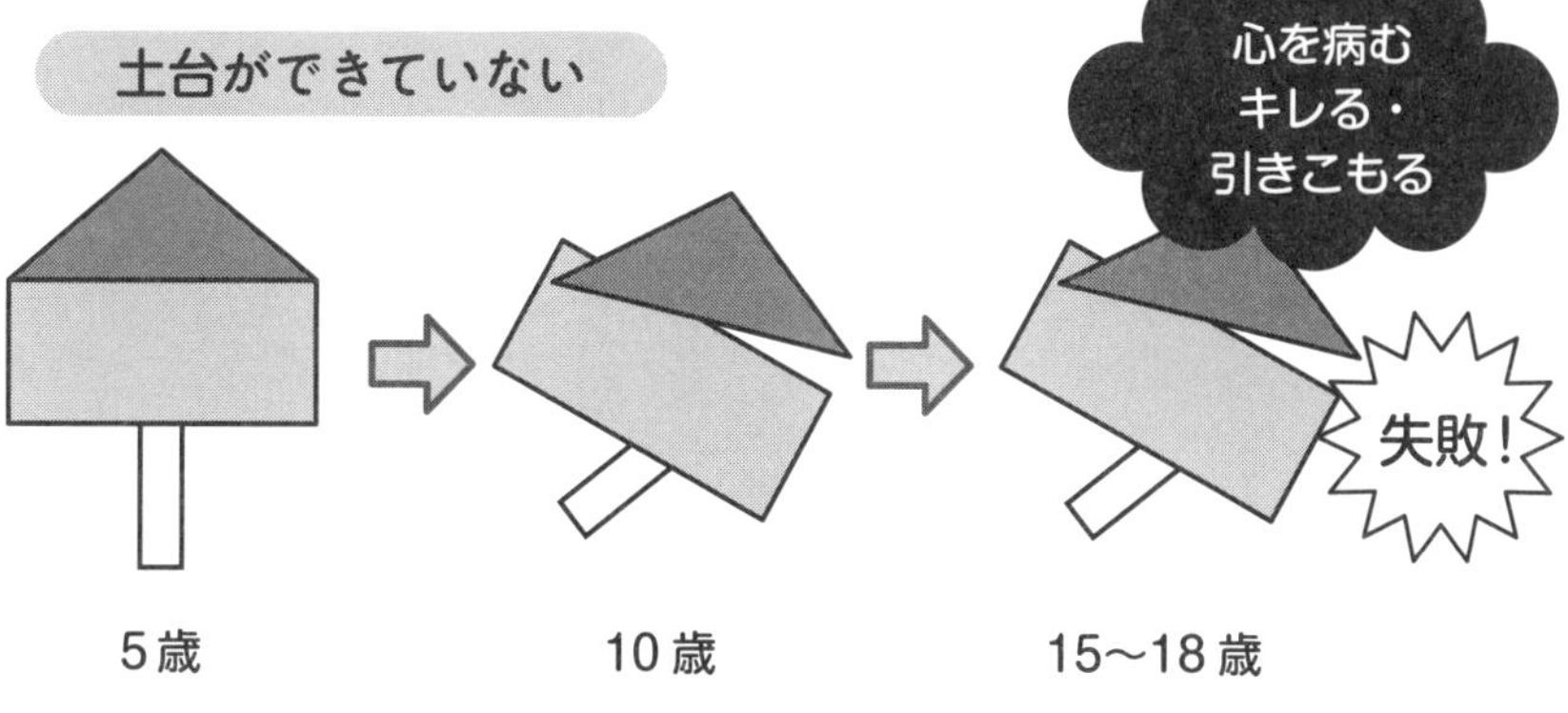

ちょっとした友人トラブルなどで図⑤のように崩れてしまいかねません。そうすると15歳以降の「こころの脳」の育ちもうまくいかないのは当然ですね。

実際、私たちの経験でも、3～5歳ごろには、親の言うことをよく聞いて何をやらせても優秀な、まるで「神童」のような子どもだったのに、小学校高学年～中学生になって不登校や不安障害など心身の障害を引き起こすケースは多いものです。順番を崩した脳育ては、しばしば「こころの脳」に問題を引き起こすのです。

図④のように、脳が順番にバランスよくつくられれば、例えば、書類の不備を上司に怒られて怒り（情動）が起こったとしても、それがそのまま上司を殴る行動にはつながりません。一旦怒りを前頭葉につないで、上司との関係や自分の社内での立場を考慮に入れ、「どうしたらこの場面を回避できるか」を思考した上で、「申し訳ありません。書類をすぐ書き直します」という言動が出てくるのです。大人になり社会に出るためには必須の脳機能といえます。

図⑤のように順番とバランスが崩れた脳であれば、この思考と行動ができません。短絡的に他人に思ったままの言葉を出したり、手を上げたり、もしくは逆に何も言えなかったりして、良好な人間関係を築くことができません。そのため、思春期前後にさまざまな問題を引き起こすというわけです。

3 生活が脳を育てる

社会で立派に活躍する大人を育てあげるためには、乳幼児期から順番とバランスを間違えない脳育てをおこなうことがもっとも重要なのです。とくに大切なのは、なんといっても土台、家の一階部分である「からだの脳」育てである、ということです。

では、子どもの「からだの脳」をしっかり丈夫に育てるためには、大人は何をしなければならないのでしょうか。

「からだの脳」は、五感（視覚・聴覚・嗅覚・味覚・触覚）から脳に入る刺激をくり返し受けることで育ちます。なかでももっとも大切な刺激は、「太陽のリズムに従う」生活です。

具体的には、太陽と共に目覚め、夜は太陽が沈んだら寝ついて、十分な睡眠時間を取ることを毎日くり返すことです。そうすれば自然に朝から空腹を感じて食事をバランスよく摂ることができ、筋肉を大きく動かして運動することができます。

「からだの脳」を生まれてから5年間でしっかりつくるために大人が心がけることはただ一つ、とにかくまずは子どもをしっかり早起きさせることです。太陽の光を毎朝くり返し浴び、視覚を刺激することから、すべての脳育てがはじまります。

さらに、「おりこうさんの脳」や「こころの脳」を育てるために、大人は何をしなければならないでしょうか？

私たちは、ここでもカギを握るのは、大人が子どもに提供する「生活」であると考えます。

家庭の中では、毎日くり返し言葉が交わされ、決まった行動がおこなわれます。これが、子どもの「おりこうさんの脳」や「こころの脳」を育てる大切な刺激になります。つまり、いっしょに暮らす大人自身の「物事の捉え方」「発する言葉の内容」「子どもに見せる表情」「子どもとの遊び方」など、すべての関わりが子どもの脳の育ちに影響するということです。

もちろん、毎日のことですからいつも理想的な関わりばかり提供できるわけではないのは当たり前ですが、当の大人がそれを「知っている」か「知っていない」かで大きく子どもの生活環境は違ってきます。

次章から紹介するよい脳の育ちを促すためのペアレンティングの実際を学んで、正しい知識を身につけましょう。

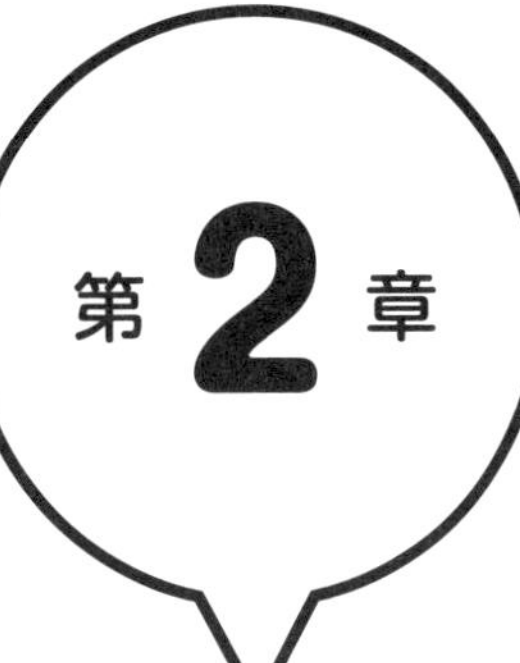

よい脳を育てるペアレンティング・トレーニング

はじめに紹介した、「からだの脳」「おりこうさんの脳」そして「こころの脳」の3つのパートを、順番よくバランスよく育てるためのペアレンティングの重要な6項目について、具体的なコツを解説していきます。

子どもの脳を育てるよいペアレンティング

❶ブレない生活習慣を確立する
❷調和が取れたスムーズなコミュニケーションを図る
❸親子がお互いを尊重して協力しあう体制をつくる
❹怒りやストレスの適切な対処法を共有する
❺親子が楽しめるポジティブな家庭の雰囲気をつくる
❻親はブレない軸を持つ

1 ブレない生活習慣を確立する

脳をよく育てるためには、とにかく土台である「からだの脳」を最初にがっちりつくることがコツでした。よいペアレンティングにおいても一番大切なポイントとなります。

「からだの脳」とは、動物が共通に持っている脳であり、生きるための本能ともいえる心身の機能を備えています。赤ちゃんは、この「からだの脳」がまったく未熟な状態で生まれてきますが、生後5年ほどの間に、どんな子でも「からだの脳」がぐんぐん育ちます。育たないと生き延びられないからです。普通に子育てをしているだけでも、子どもは年齢を重ねるごとにからだがしっかりとして、できることが増え、5歳ごろにはよく育ったように見えます。

ここが大きな落とし穴です。

みなさんは、小学校に通うようになった子どもを毎朝、苦労して起こしていませんか？　子どもは不機嫌な顔をしてやっとのことで起き、リビングのソファでぐったり……。そんな子どもに親は熱心に声かけをしながらやっとのことで着替えさせ、食卓につかせて朝ご飯を食べさせようと努力します。ところが、子どものほうはまだまだ眠い顔をしていて食欲もなく、つけっぱなしのテレビをぼ～っと眺めている。親がイライラしながらさらに声かけをして、やっとのことで歯磨きをして、家から出させる。ランドセルの中身も親がチェックしなければならない。時には、親が車を出して学校まで送っている……。

たとえからだが大きく育ったとしても、これでは「からだの脳」が育っている状態とはいえません。家を建てることに例えれば、たしかに1階はできたけど、とても小さく弱いつくりでしかない、というイメージです。この上に２階をつくろうとしても、頑丈で大きな家はとても乗っけられません。

発達途上の子どもにおいては、年齢ごとに「1日のうちに眠っていなければならない時間」が決まっています。図⑥を見てください。５歳児なら11時間の夜間睡眠が必要ということになります。この「5歳で11時間の夜間睡眠」とはいったい何を示しているのでしょうか。

地球上の動物は大きく夜行性の動物と昼行性の動物に２種類に分けられます。それぞれの動物たちは、「からだの脳」にセットされている

図⑥　子どもに必要な標準睡眠時間

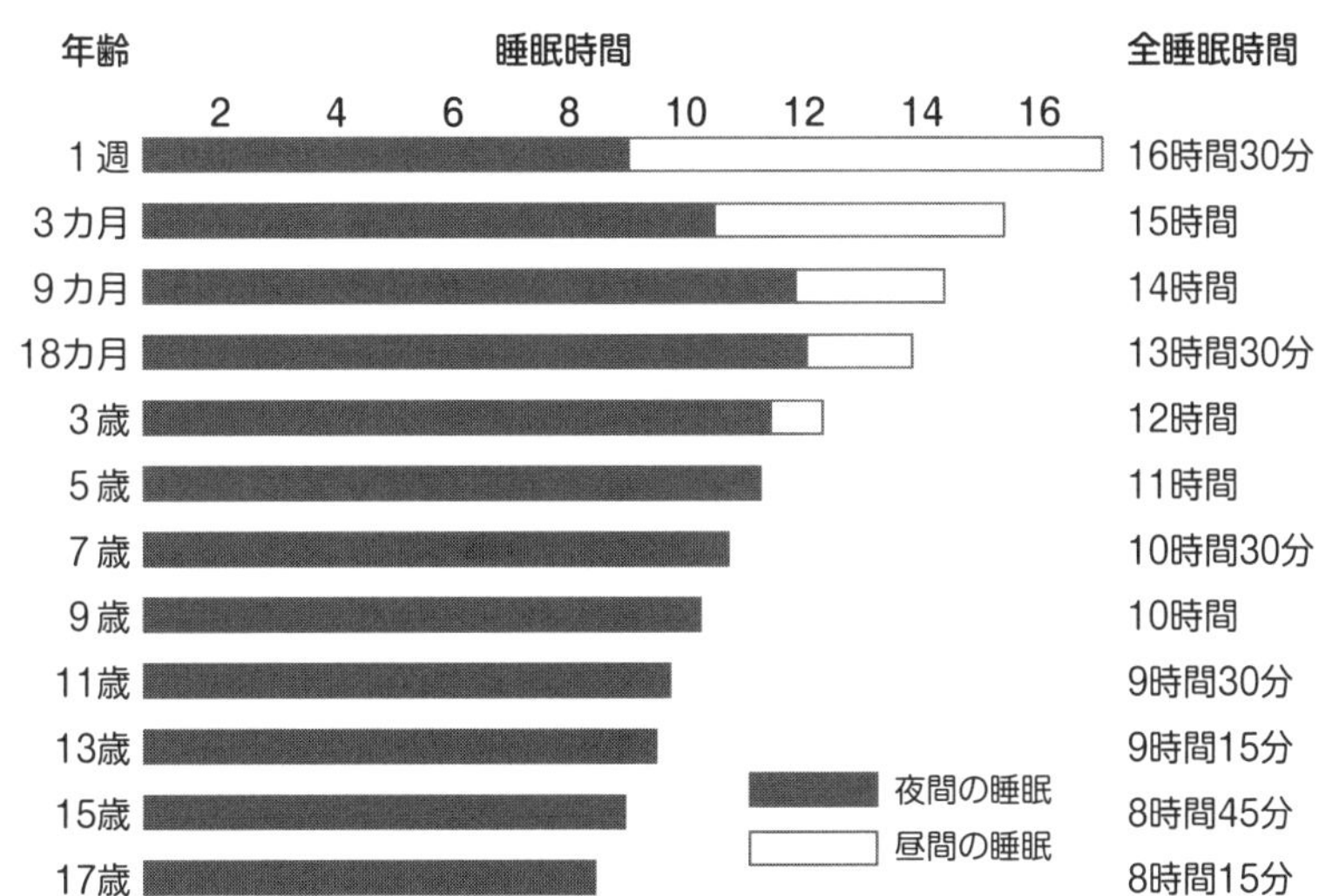

出典：Nelson;Textbook of Pediatrics, 19th ed. より作成

時計（体内時計と呼ばれています）に従って、その行動が本能的に決められています。

人間は昼行性です。太陽が昇る朝6時に起き活動を開始して、太陽が沈む午後7時に活動を終了して眠りにつく。これが、人間という昼行性の動物にまずは必須な脳育てです。

つまり、5歳で11時間の夜間睡眠が「とれる」脳をつくること、これは「からだの脳を大きくしっかり頑丈に育てる」ことであり、また、その後の「おりこうさん脳」「こころの脳」育ての基本になります。

眠ることだけではありません。

- ●朝日が昇る時間になったら自律的に目が覚め、きちんとおなかがすき、必要な栄養をまんべんなく摂れる脳を育てること
- ●いつも体内の環境を同じ状態に保つことができる脳を育てること
- ●そして危険がせまったら、反射的に身を守ることができる脳を育てることです。

このために何より大切なのは、周りの大人たちが毎日一定で安定した生活環境を子どもに与えることです。子どもが、毎日安心して「同じ」生活を送ることにより、いつも一定で安定したからだの状況が保たれる。それこそがもっとも大切な「脳育て＝ペアレンティング」なのです。

昼行性の人間の脳育てに必要なさまざまな刺激

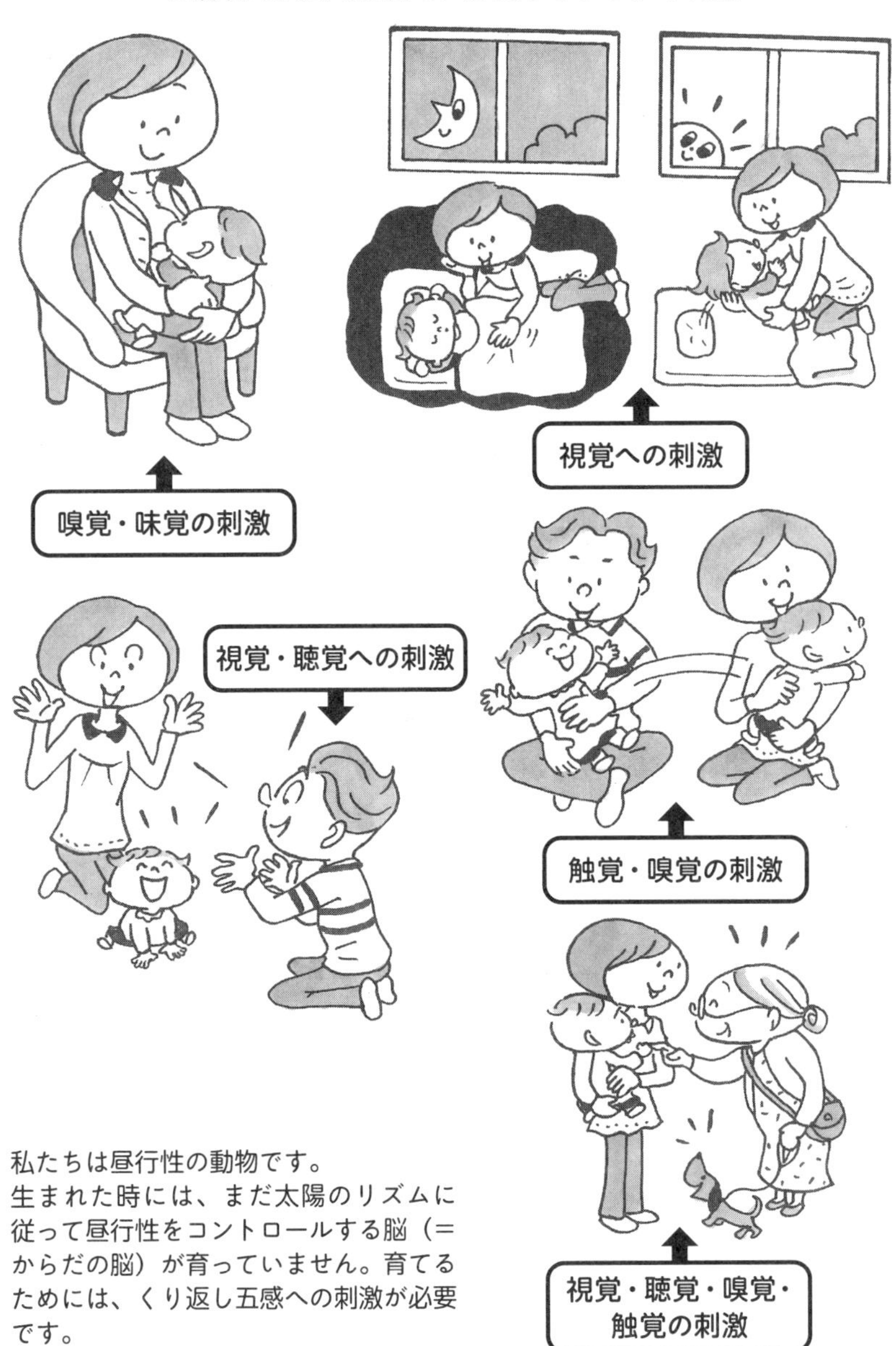

私たちは昼行性の動物です。
生まれた時には、まだ太陽のリズムに従って昼行性をコントロールする脳（＝からだの脳）が育っていません。育てるためには、くり返し五感への刺激が必要です。

ブレない生活習慣を確立する

ペアレンティング・トレーニング

❶夜が明けたら目が覚めて、活動能力全開モードになる脳をつくる

ハッピーホルモンとも呼ばれる脳内物質セロトニンは、朝5時から7時に朝の光を浴びると、盛んに分泌されます。また、元気ホルモンと呼ばれるコルチゾールも、朝しっかり目覚めた脳に大量に分泌されます。

ペアトレ

子どもに朝型の脳をつくるために、朝太陽が昇る時刻に親子そろって起きて、目の中に太陽の光をたくさん入れ、視覚に刺激を与えましょう。5分くらいお散歩できると完璧です。

「朝・元気MAX脳」をつくりましょう。

❷日が沈んだら眠気が訪れ、自然に寝つく脳をつくる

「からだの脳」では、15時を過ぎるとメラトニン＊という脳内物質を分泌しはじめます。メラトニンが体温を下げ、筋肉の緊張をほぐし脳を休ませる「睡眠」の状態に向かってからだを整えていきます。

＊メラトニン……「からだの脳」にある松果体から分泌される脳内物質の一種。人間の日内リズムをつくるのに重要な働きをしており、通常午後からの分泌量が高まり、入眠しやすい心身の状態を促す。

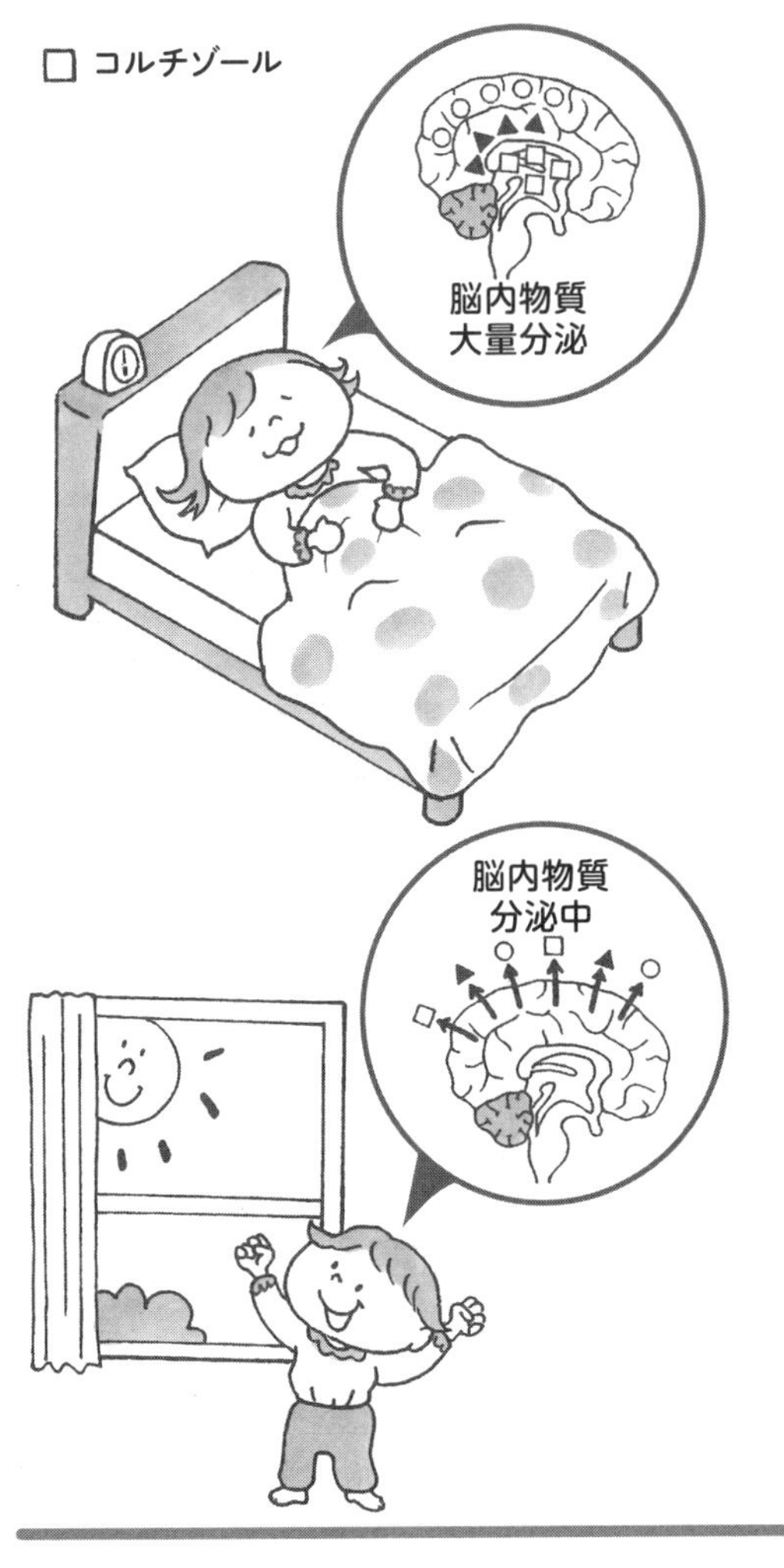

朝とは逆に、夕方以降は脳を激しく活性化する活動は控えましょう。子どもには「入眠儀式」をなるべく早いうちからルーチンワークにします。入眠儀式は、だいたい同じ時刻におこなうこと。幼児期から「もう8時だから寝なきゃね」と、時刻も伝えながらおこなうことが大切です。

また、入浴は体温を上げ、交感神経を緊張させます。就寝時刻近くなって、熱いお風呂に入るのは、寝つきが悪くなりやすいので、とくに子どもにはおすすめできません。

時間がない日は、シャワーでさっと汗を流すだけにするか、いっそ朝風呂にしてしまいましょう。

「夜・ゆ～ったりRELAX脳」をつくりましょう。

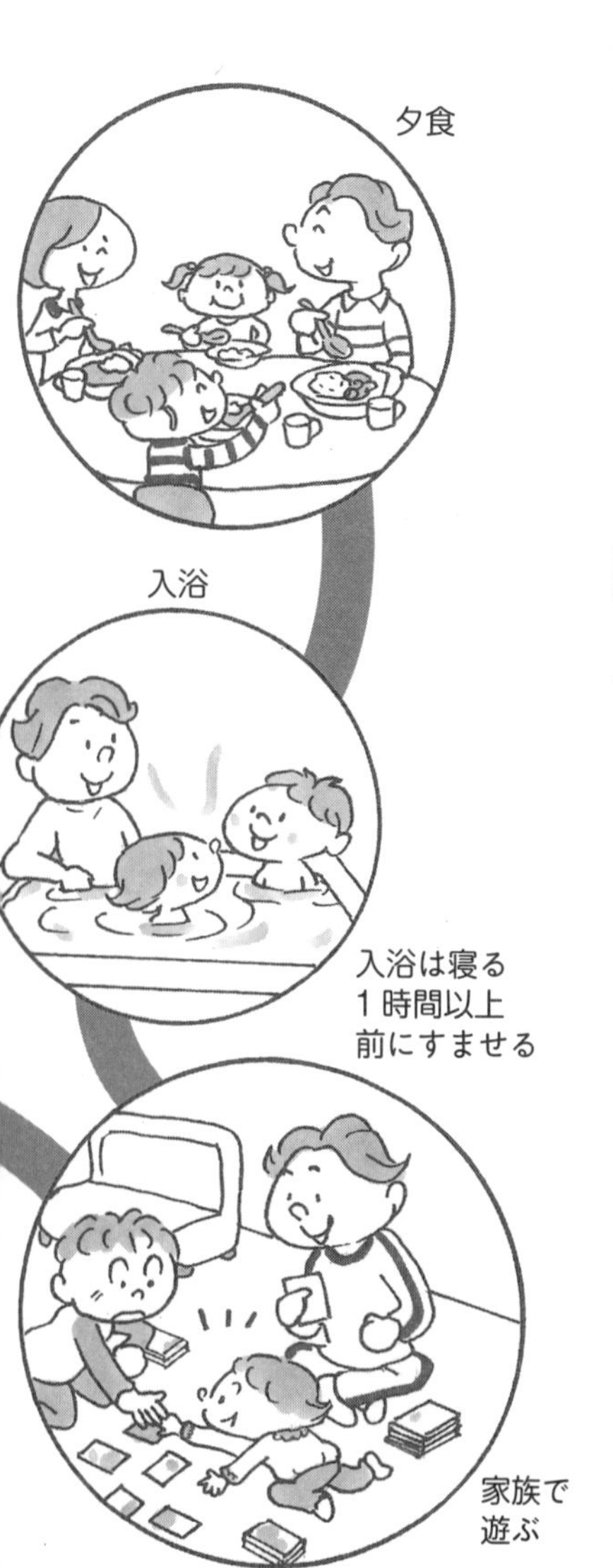

入眠儀式をルーチンワークにする
好きな絵本を選ぶ
歯磨き
おやすみ
もう８時だから
寝なきゃねと、
時刻も伝える
絵本を読んで
もらう
お母さんを
ベッドへ

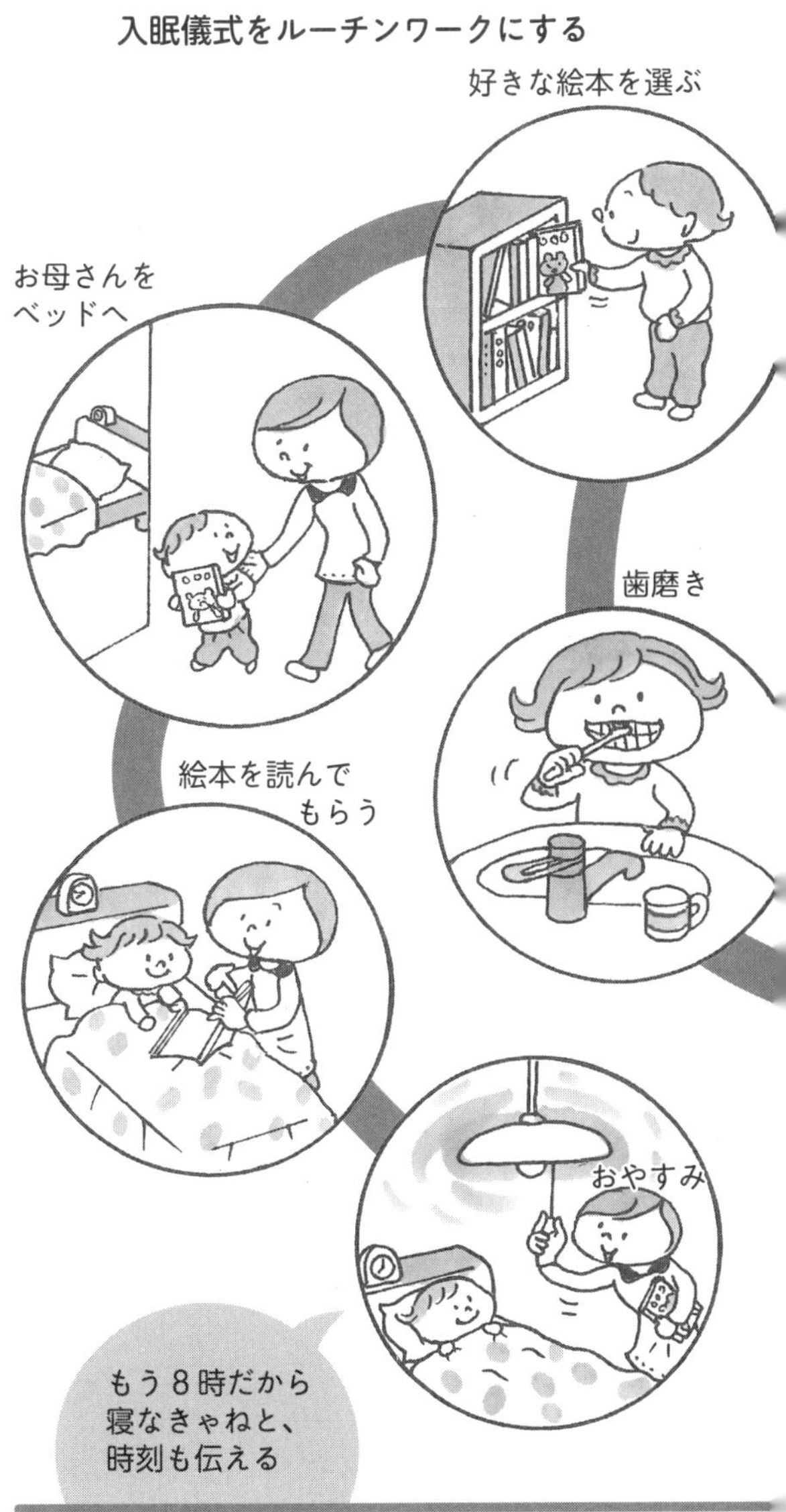

❸朝に空腹を感じ、からだに必要な栄養素を むだ・むりなく選んで食べられる脳をつくる

「からだの脳」は、消化管がからになると食欲を起こして人間に摂食行動を起こさせます。昼行性の人間の場合、もっとも消化管が空になっているのは朝です。朝に一番の空腹を感じ、「飢えている」状態になれれば「からだの脳」育てはばっちりです。

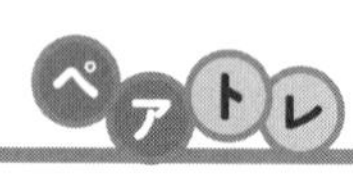

朝に空腹の状態をつくるには十分な睡眠時間を確保した生活をくり返すことです。なぜなら、睡眠中には、自律神経の副交感神経が活発に働き、消化が促されるからです（図⑦）。

朝に一番の空腹状態を定期的につくれる「からだの脳」を持てば、ちょっとくらい嫌いな食べ物でも、パクパク食べられるようになります。

図⑦　自律神経の働き

自律神経

交感神経	副交感神経
主に覚醒時・緊張時に働く神経	主に睡眠時・リラックス時に働く神経
午前中、交感神経優位だと、これから1日の活動をはじめる脳・体が活動に適応でき、元気に過ごせる。	もし、午前中なのに、副交感神経優位だと、脳・体がまだ眠っている状態、もしくは慢性疲労や睡眠不足がある。

自律神経は、交感神経と副交感神経からなり、人間が生命を保つための体内環境維持をおこなっている。

❹身体反射能力を高めて 命の危険から身を守れる脳をつくる

「からだの脳」は、命の危険にさらされた時に、反射的に体を支えたり動かして、守ってくれる脳です。おりこうさん脳やこころの脳がいくらよく育ったとしても、危険から身を守る「からだの脳」が育っていないと、人生長生きできません。

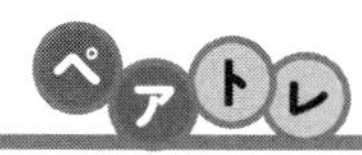

成長発達の過程で、どれだけ大人が子どもの身体反射能力を鍛えるかがカギになります。

例えば、１歳前後では歩いていてバランスを崩して転んでもまだ手をつくことができず、ひっくり返ってしまいます。しかし、何度も同じ経験をくり返すことで、「からだの脳」は次第に反射的に手や足をついて大事な臓器を守り、命を守る「受け身」の姿勢を取れるように育っていきます。

転ばぬ先に抱きとめることばかりをくり返していたのでは、いつまでたっても「からだの脳」は育ちません。ケガがない程度に「おっとっと」とバランスを崩す体勢をとったり、身をよじって逃げる運動をくり返すことで、反射的に「危険から身を守る体位」を取る能力が鍛えられます。

遊びや運動で身体反射能力を高める

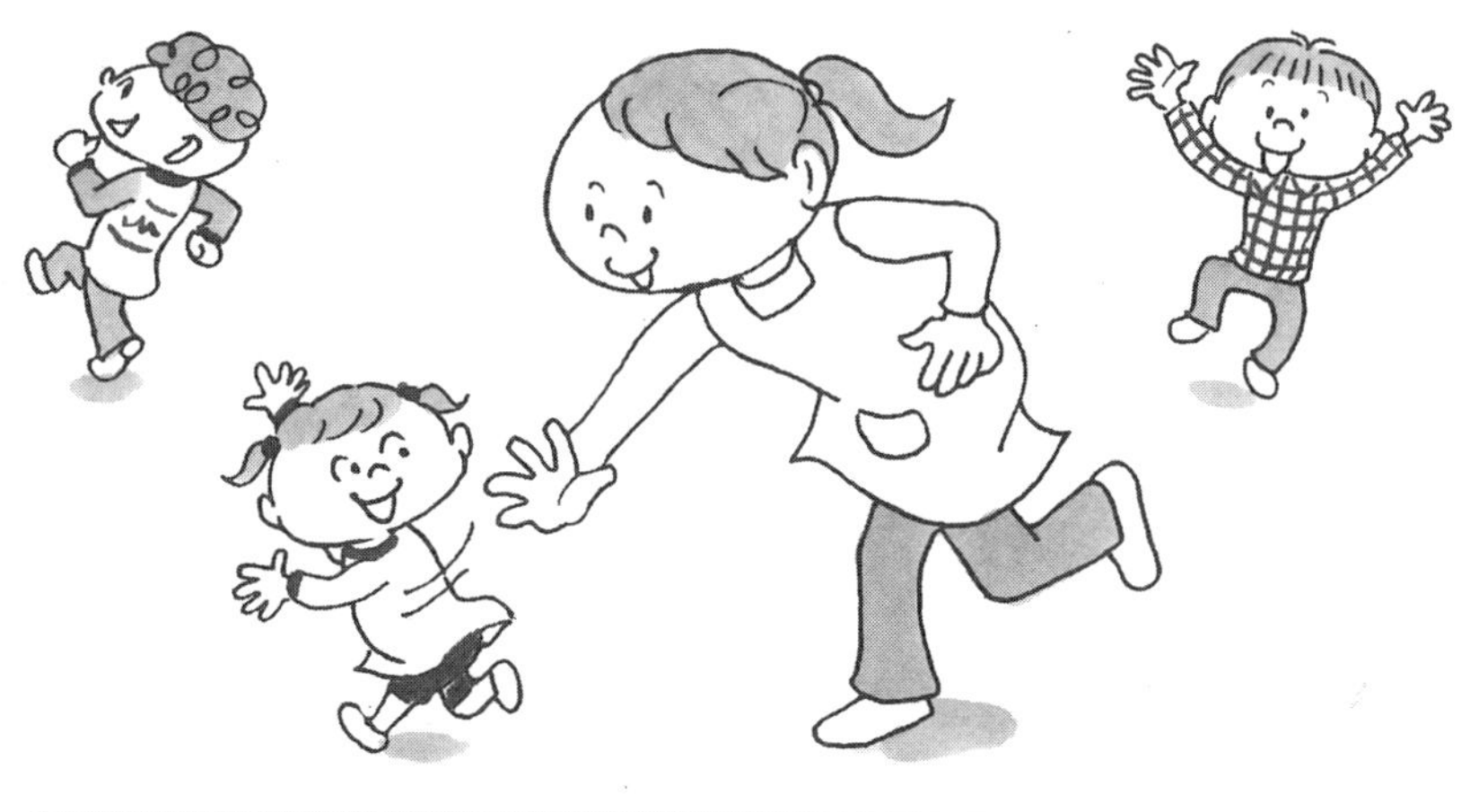

❺自律神経を鍛え、いつも同じからだの状態が保てる脳をつくる

「からだの脳」は、人間がさらされる周囲の環境の変化から身を守ってくれる、生きるための脳です。なかでも自律神経は、気温や湿度、気圧や重力などの変化に応じて、いつも同じからだの状態が保てるために、交感神経と副交感神経が常にバランスを取り合いながら恒常性を維持してくれています。この自律神経の活動が活発になればなるほど、環境の変化を素早く感知してからだに不快を感じさせないように保ってくれます（図⑦）。

また、外敵に襲われるなど情動の変化を伴うストレスに対応して、体を反射的に戦闘モードにして身を守る態勢にしてくれるのも自律神経です。

例えば、いつもエアコンの効いた同じ温度の室内にばかりいると、体温調節機能を司る自律神経はいつまでたっても鍛えられないのです。

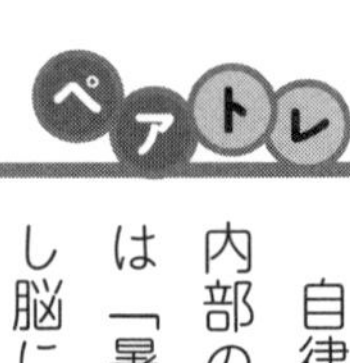

自律神経は気温や体温の変化に対応してからだの内部の状態を調整します。この機能を鍛えるためには「暑い」「寒い」とか「熱い」「冷たい」をくり返し脳に刺激として入れてあげるとよいのです。

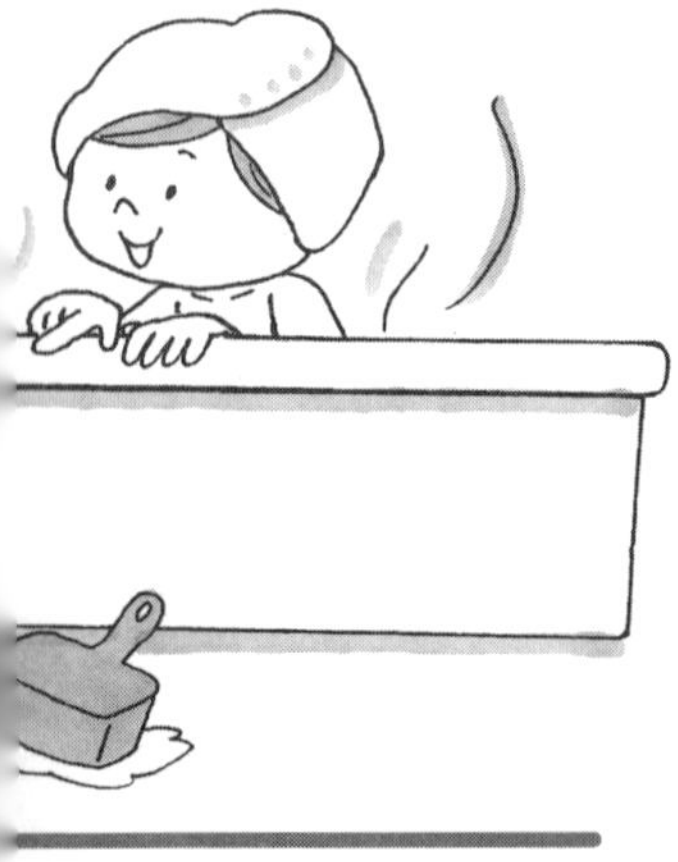

熱めのお湯（42〜43℃）と冷たい水（20℃前後）を交互にシャワーで浴びる、もしくは洗面器を2個用意して、手先だけを交互につけるなど、できる範囲でやってみてください。

シャワーなら1分ずつ10回、洗面器なら3分ずつ10回くらいを毎日くり返しおこなってみましょう。

1カ月くらいで、自律神経が鍛えられてきます。

自律神経を鍛える

❻睡眠時間が生活の軸、そこから生活時間を引いた残りを勉強時間にする

確立されたブレない生活習慣を築くことは、ペアレンティングの基本です。

幼児期には「朝起きること、夜寝かせること、十分な睡眠時間を取らせること」が守れていても、なぜか小学生になると「宿題をするなら、就寝時刻を遅めても仕方ない」とブレてしまう親が少なくありません。

重要なのは、「まずは睡眠時間が生活の軸、その残りの時間から生活時間を引いた残りが勉強時間」という考え方です。

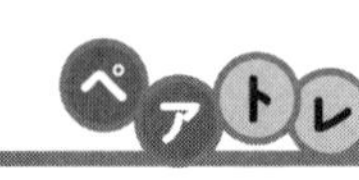

小学生の場合、理想的な睡眠時間は一晩に10時間です。ですが、日本の小学生の平均睡眠時間が8時間15分という現状を考えて、私たちは9時間でギリギリOKとしています。8時に寝て5時に起きる、もしくは9時に寝て6時に起きる。各家庭により事情はさまざまでしょうが、小学生の場合はこのいずれかを「軸」として据えてください。

その上で、残りの時間で家庭での「生活（家庭での役割分担）」「食事」「お風呂」「勉強（仕事）」をこなします。親として絶対譲れないのは「就寝時刻」です。ですから、いくら宿題が残っていても、就寝時刻は変えずに寝ることを優先しましょう。

❼食事中のテレビ、就寝1時間前のメディアはNG

よいペアレンティングをめざすなら、親は真剣にメディアをコントロールすることを考えなければなりません。乳幼児期から、各家庭にすでに完全に普及しているテレビやスマホ、タブレットやゲーム機、そして、PCなどを与える時期、与え方を考えるべきです。

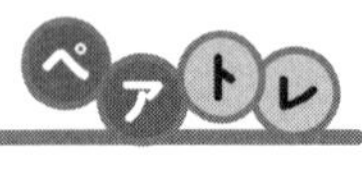

私たちは、「5歳までは積極的なメディアとの接触は不要」と考えます。とくにNGなのは、食事中のテレビです。これは、強い光と音の刺激で脳を支配してしまうため、せっかくのご飯を五感で味わえなくなってしまいます。

よいペアレンティングをめざすなら、まずは食事中のテレビを消すことからです。

また、昼行性の動物である人間の脳では、午後になるとメラトニンという脳内ホルモンが分泌され、太陽が沈む時刻になれば自然に眠気が訪れるように体内時計がセットされます（42ページ）。

ところが、就寝前にテレビやゲーム、パソコンやスマホなどから目に強い光（ブルーライト）を入れると、メラトニンの分泌量が減少し、体内時計がくるってしまい、就寝時刻になっても眠くならない脳になってしまいます。

大人も子どもも、最低限就寝1時間前には、メディアはシャットアウトする勇気を持つようにしましょう。

食事は五感で味わう

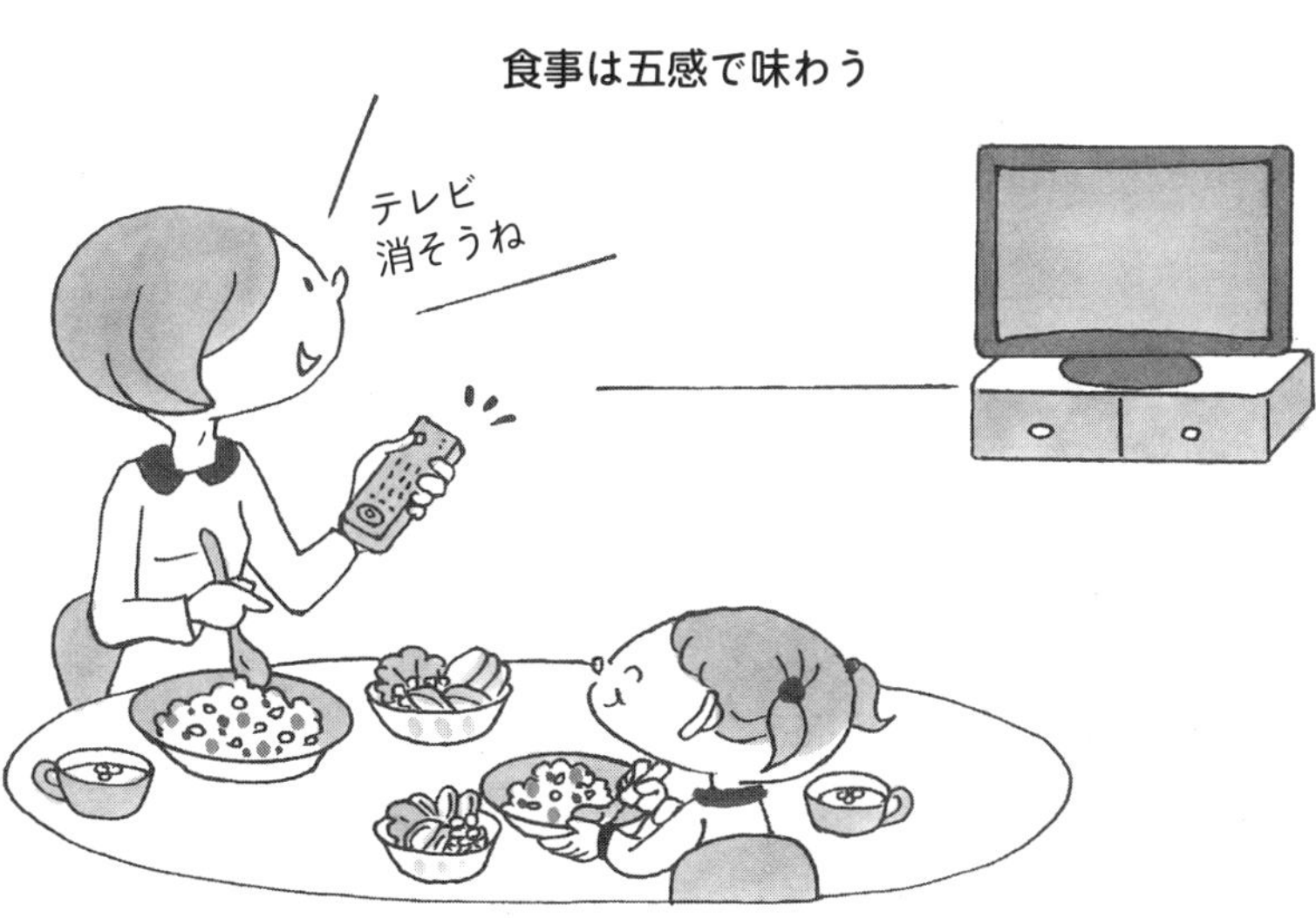

2 調和が取れたスムーズなコミュニケーションを図る

生活習慣がしっかり確立されて、土台の脳である「からだの脳」が育ったら、次は「おりこうさんの脳」を育てましょう。

「おりこうさんの脳」での重要な役目の一つが「言語を使ったコミュニケーション」です。ペアレンティングでは、子どもと大人が家庭生活の中で、どんな言葉を交わしあうかがとても大事です。なぜなら、大人から伝えられた言葉や文章が、そのまま子どもの「おりこうさんの脳」に知識として蓄積されて脳の2階部分をつくっていくからです。

調和が取れてスムーズなコミュニケーションとは、一方的でなく、お互いに誤解することが少ないコミュニケーションを指します。

例えば、電車内でぐずる3歳くらいの子どもにお母さんが「もうあとちょっとで着くから、いい子にしてて」という言葉をかけているのをよく耳にしますが、あまりよくないコミュニケーションの典型例です。

具体的に伝える
電車、いっぱい乗ったからおなかすいちゃったね。あと、二つ目の駅についたら、降りるよ
あ、車掌さんが「次は○○〜、○○〜」って言っているね

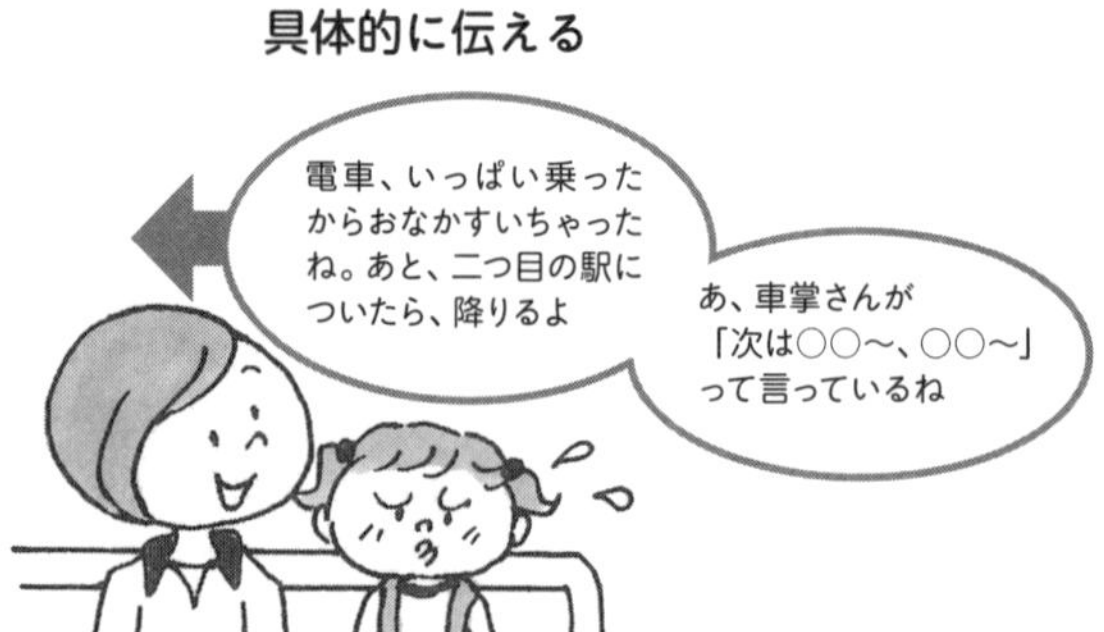

考えてみれば、この文章で言われている「ちょっと」とはどのくらいなのか（そもそも距離のことを話しているのか、時間のことなのかすらわからない）、はたまた「いい子」とはなんなのか（名詞なのかそれとも状態を指すのか、どういう態度を取ることが「いい」なのかわからない）、まったく意味不明な文章です。

毎日毎日の生活でくり返される親子のコミュニケーションは、子どもの脳育てに重大な影響力を持ちます。家庭の中で大人が、意識的に言葉を補い、言いたい内容を的確に相手に伝えるようにしましょう。

それに慣れれば、電車でぐずる3歳くらいの子どもに対する言葉の選び方も変わってくるはずです。

下のイラストで紹介したようなコミュニケーションをとることで、子どもの脳の中には

「電車はがったん、ごっとんという音を立てる」
「駅に着く時にはその音がゆっくりになっていく」
「駅ではたくさんの人が乗り降りする」

など多くの知識が連動して蓄積していくのです。

親子のコミュニケーションで知識が蓄積される

ほら、電車が、がたん、ごとんってゆっくりになってきたよ
ね、がたん、ごとん、がったん、ごっとん、が〜ったん、ご〜っとん
あ〜、着いたね〜、一つ目の○○駅だよ
みんな降りていくね
ばいば〜い
次の△△駅になったら、みんなみたいに降りようね。
さあ、次の△△駅に向かって
出発だ！　出発進行！

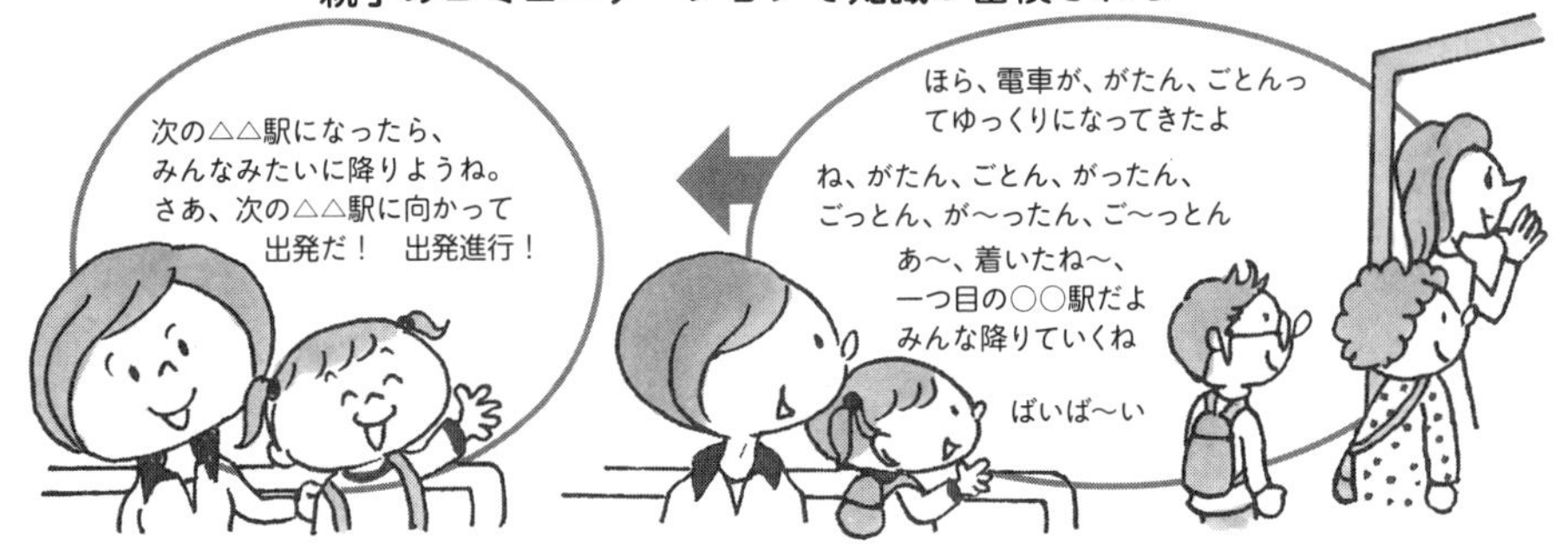

調和が取れたスムーズなコミュニケーションのための
ペアレンティング・トレーニング

❶あいまい言葉をハッキリさせる

大人が「伝えたつもり」でも子どもにとっては「なんのことやらさっぱりわからない」ということはとても多いものです。それは、大人が思い込んでいるほど子どもの脳はまだ育っていないからです。

例えばだれかに「あれ取って」と棚を指さしていわれた時、あなたの脳では次のようなことが起こっています。

まずは棚を見て目から入った情報が後頭葉の視覚野に行き、それから耳から入ってきた「あれ」の意味を言葉にして考えるために、側頭葉の言語野に情報が届きます。

それから今までの経験や知識を前頭葉に集めて、「こう解釈してこういう行動や発言をしよう！」と判断するわけです。

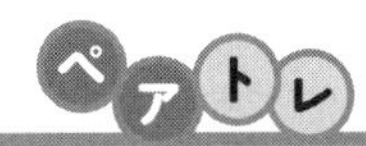

生まれてまだ4～5年しか経っていない子どもは、「おりこうさんの脳」も未発達で経験も知識も少なく、さらに前頭葉はまだまだ未完成です。「今までの経験」で知識が蓄積された大人ならともかく、未発達段階の幼児に、「あれ取って」に正しい反応をさせようというほうが無謀というものです。

家庭では、あいまいな言葉を一切やめて、その年齢の子どもに理解できる言葉をたくさん使って説明するような習慣をつけましょう。

言ってしまいがちなあいまい言葉

あいまい言葉		言い換え例
あとでね	⇔	ママがにんじんさんをトントントンって切り終わったらね。　～5歳
あっち行ってなさい	⇔	ママのお着替えが終わるまで、テレビのお部屋のプーさんのお椅子で座って待っててね。　～小学校低学年
もうすぐ出かけるよ	⇔	○時○分の電車に乗るために駅に向かうので、△時△分に家を出発します。　～小学校高学年
早くお風呂に入っちゃって	⇔	お母さんは11時までに寝たいので、君は9時半までにお風呂から上がってお母さんに「お風呂空いたよ」と伝えてください。　～中学生以上

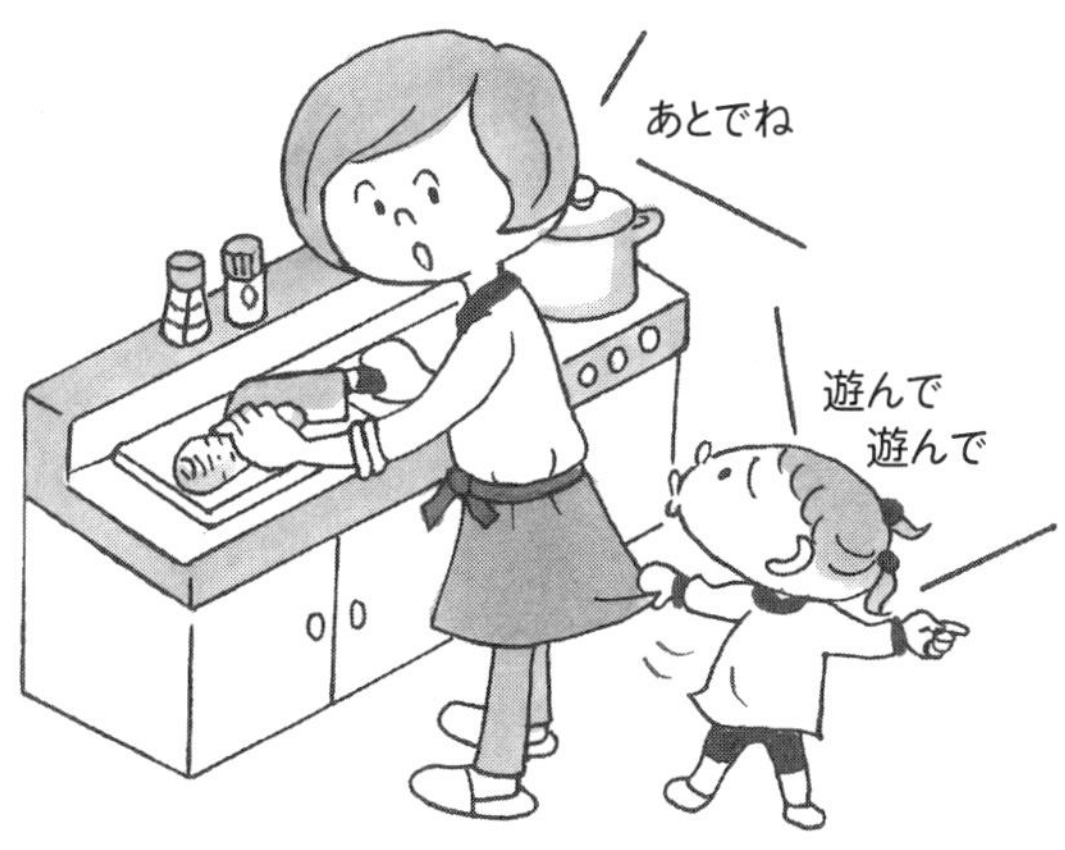

❷言った、言わないを減らす

「ただいま～」

「今ごろなによ？　今日は部活を休んで帰ってきてっていったでしょ？　おじいちゃんのお見舞いに行くっていったじゃない！」

「え～、そんなの聞いてないよ」

「あなたがテレビに気を取られてばかりだからよ！　朝、ご飯の時にお母さんは間違いなく言いました！」

これも、「調和が取れず、スムーズではないコミュニケーション」の代表例です。伝え方ではなく伝えるタイミングが問題です。

人間の脳は、新しい情報を視覚・聴覚・味覚・嗅覚・触覚の五感から取り込みます。そうして記憶や知識が蓄積されていくのです。

しかし、他の情報が入ってきていて脳が「新情報入力拒否」の状態の時（例：テレビを見ていて、視覚と聴覚から情報を脳に取り込んでいる最中など）には、いくらこちらが「伝えたつもり」であっても、相手には伝わっていないことが多いのです。

また、いくら情報入力ＯＫの状態でも、一度にたくさんの情報を与えられると、脳は処理をしきれません。

ペアトレ

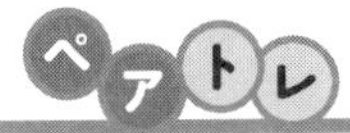

子どもに本当に伝えたい、と思うことは、「シンプルにまとめて」「わかりやすい言葉で」「脳に入りやすい環境を整えて」伝えなければなりません。さらに、伝えたことは確認を怠らないことも大切です。

わかりやすく伝える

●言いたいことをはじめに伝える

今日は
２つ頼みたいことがあるの
2つ?

●動詞からはじめる

買ってきてほしいものがあるの
買い物?

●本当に伝わったかの確認をする

さて問題です。3分前にお母さんが君に頼んだ今日やらねばならない重大な用事はなんでしょう?

用事は

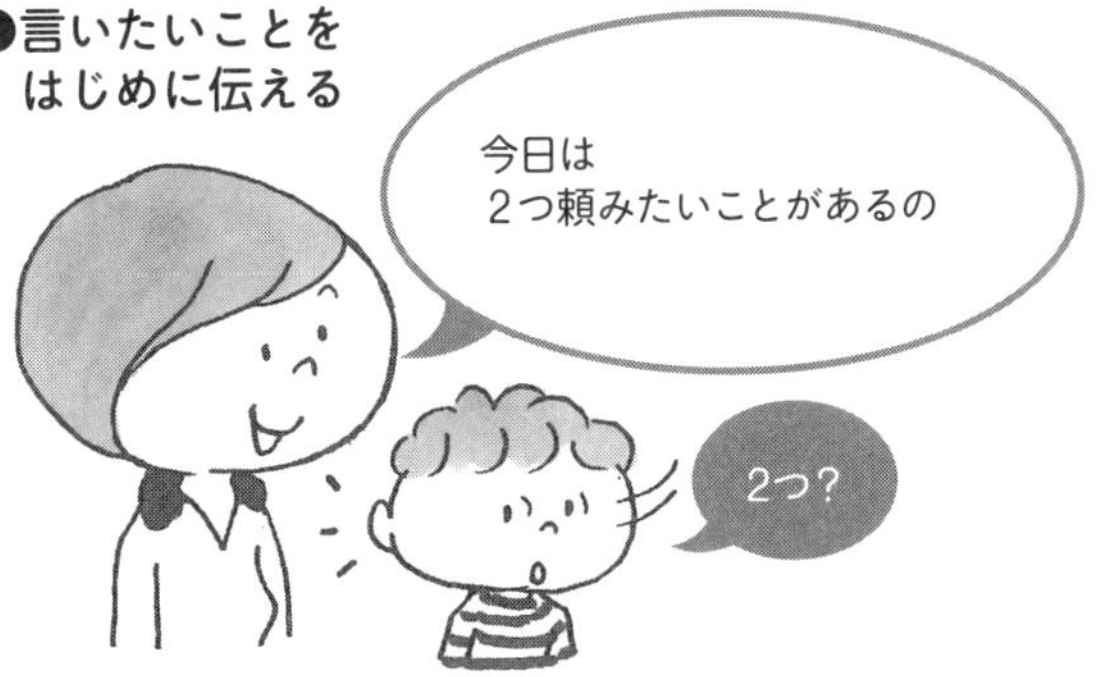

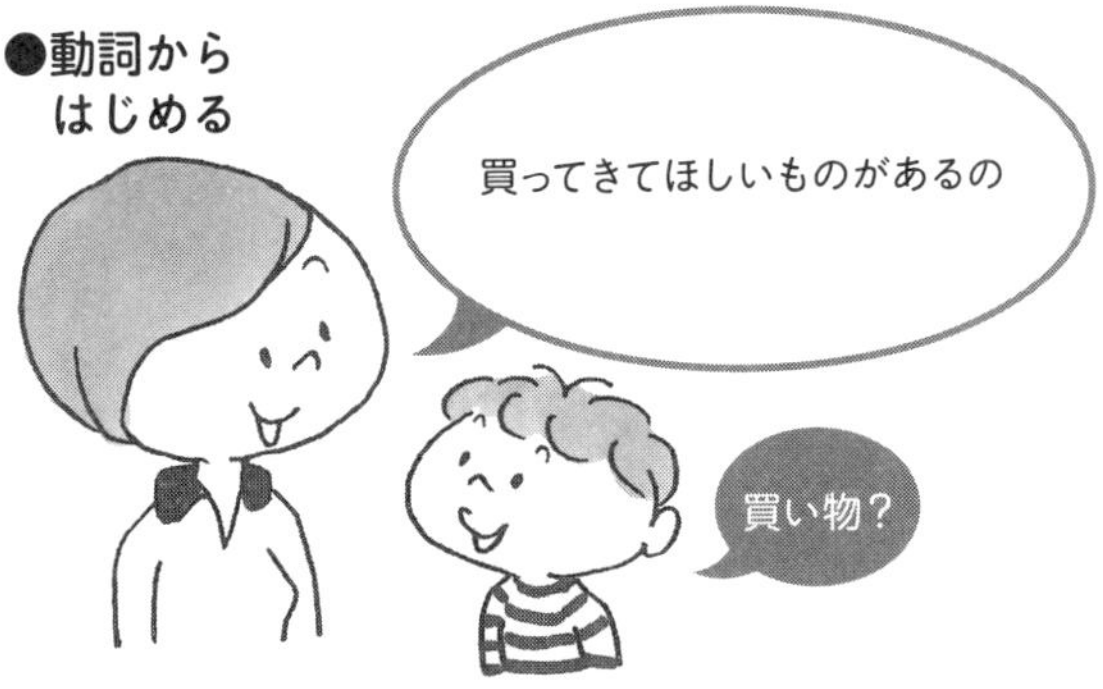

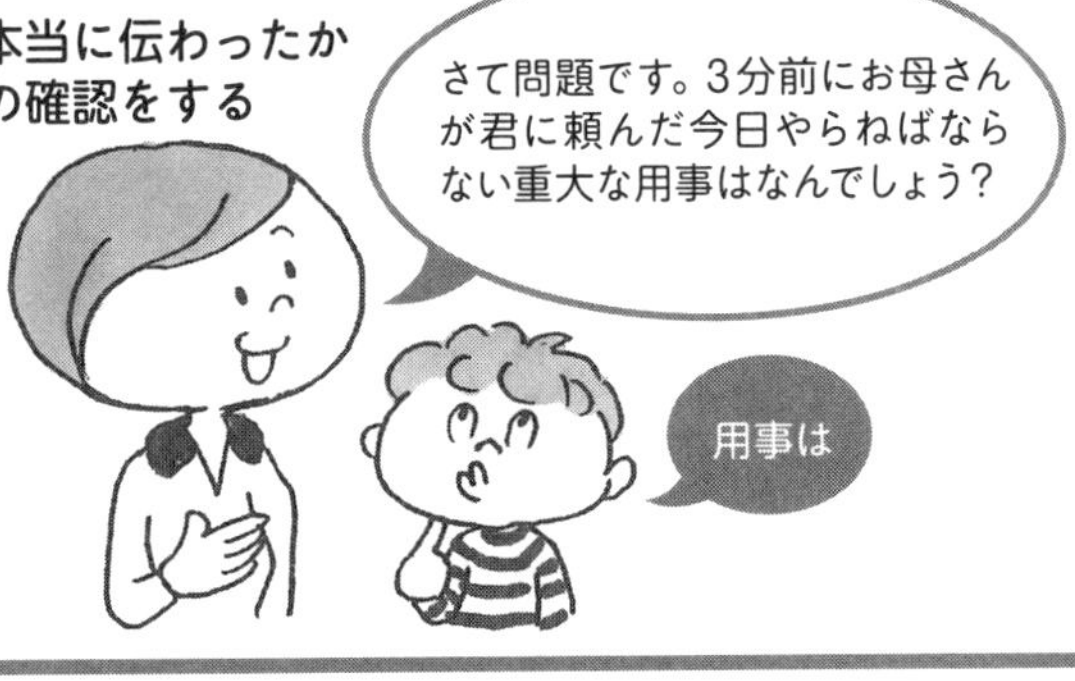

❸イメージをわかせて言葉を引き出す

子どもの脳は未発達です。「おりこうさんの脳」がようやく知識を詰め込みはじめた経験の少ない小学生あたりの子どもたちには、大人が伝えようとするイメージどおりには決して伝わらないものです。

例えば、あまり電車に乗ったことのない子どもに、大人が「今日山手線で人身事故があったせいで、湘南新宿ラインの乗り換えに間に合わなくなってしまったから、タクシーで副都心線の駅に行こう」と話しても、「ヤマノテセン」「ジンシンジコ」「ショウナンシジュクライン」「フクトシンセン」とすべてがイメージのわかない言葉のオンパレードになってしまい、早々に理解するのをあきらめてしまいます。

ペアトレ

大人は、伝わりやすい表現や手段を工夫したり、できるだけ経験を積ませて、「おりこうさんの脳」の知識の量を増やす努力をしなければなりません。

子どもはたとえわかった顔をしていても、まったく違うイメージを脳の中でつくり上げている可能性もあります。大人は子どものイメージが浮かびやすくなるような工夫や努力を、日々できる範囲でおこないましょう。

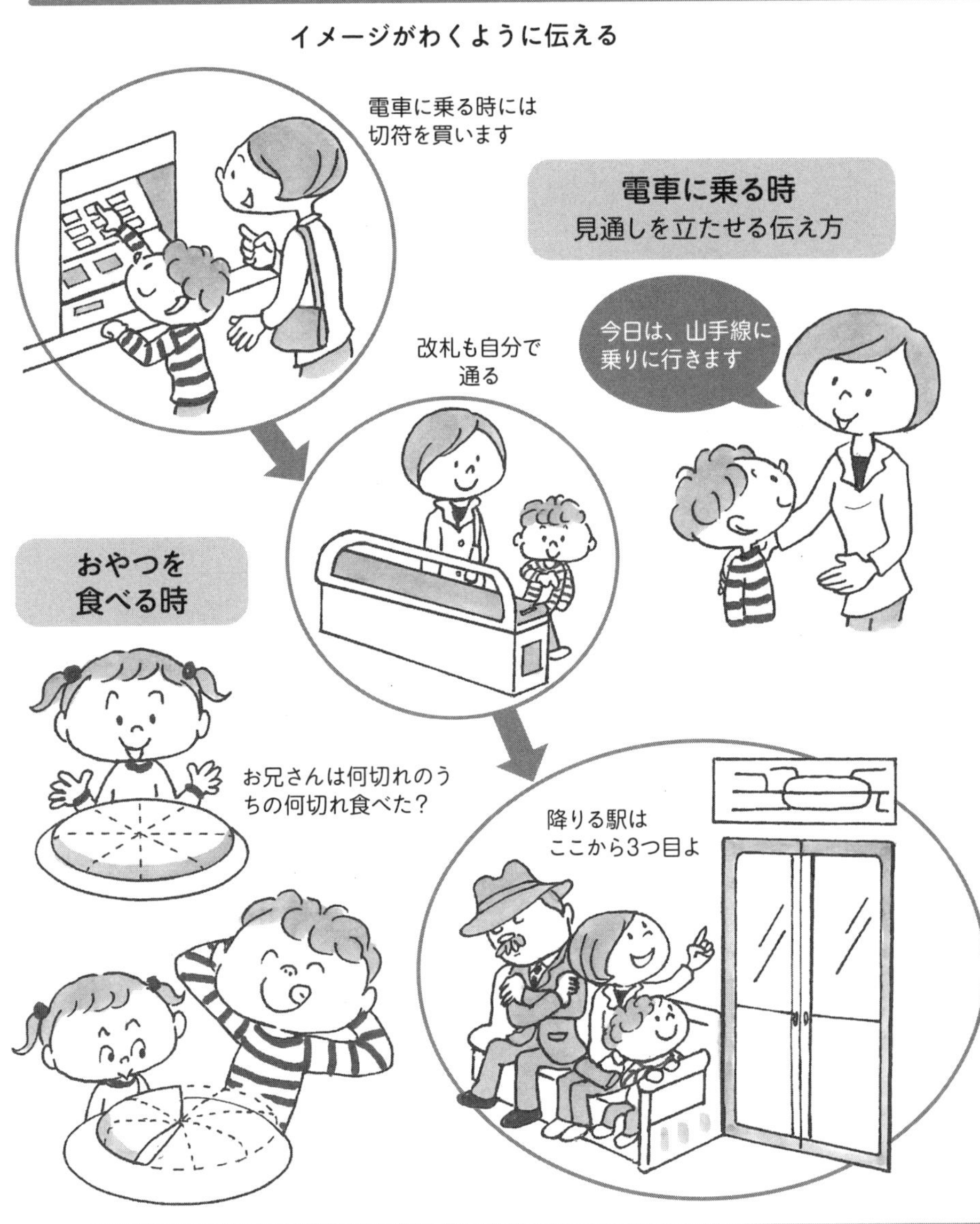
イメージがわくように伝える
電車に乗る時
見通しを立たせる伝え方
今日は、山手線に乗りに行きます
電車に乗る時には切符を買います
改札も自分で通る
降りる駅はここから3つ目よ
おやつを食べる時
お兄さんは何切れのうちの何切れ食べた?

❹混乱を受け止める会話をする

幼児期では、まだまだ原始的な「からだの脳」が支配していて、不満や不安はそのまま情動として言葉に出てきます。

①「このお菓子、買って！　買って！」
②「いやだ、まだブランコ乗ってたい！」
③「しいたけ、キライ！」などなど……。

そんな時多くの大人は、

①「わがまま言わないの！（ワガママって？）」
②「だめ、帰るわよ！（ブランコ乗りたいって言っているのに……）」
③「栄養があるんだから食べなさい（エイヨウって何……？　とにかくおいしくないの！）」

といった言葉を返しがちです。（　）内はそれに対する子どものこころの声、です。

子どもたちはこれらのこころの声を具体的に言葉にするすべを持っていないので、大泣きをしたりパニックになって騒ぐという反応になってしまいます。

大人が返した言葉は、イメージもわかなくてあいまいな返答です。これらのやりとりでもっとも問題なのは、完全に一歩通行であるという点です。この場合、混乱している

子どもが、もっとも大人に求めていることは、まず「気持ちを受け止めて」もらうことです。ですから大人は、まずは子どもの感情を受け止めた！　という印の言葉を返します。

その上であらためて、わかりやすくてイメージできる言葉で大人の言いたいことを伝えます。

気持ちを受け止めて伝える
①
そっかー、
このお菓子、ほしいのね。
お母さん、今日あと100円しか持っていないの（100円玉を見せて）。お菓子は153円だから、今日は買えないね
ママ
お金ないの？
大丈夫？
②
そうか～、
ブランコ大好きなのね。
ブランコもっと乗っていたいけど、ほら、おひさまがもう沈んじゃった。真っ暗になったら、何にも見えなくなるから◇ちゃん、ブランコから転んじゃって血がいっぱい出るよ。怖いね。また明日おひさまが出たら来ようね
血、出るのいやだから帰る。明日また来るね、ばいばい、ブランコさん
③
ふ～むなるほど、
しいたけは嫌いなのか～
しいたけさんは、おひさまをいっぱい浴びてるから、食べると◇ちゃんの骨をつくってくれるんだって。ときどき食べてないと、骨がポキッと折れちゃうんだって。今日は食べなくてもいいけど、ときどき、ちょびっとだけは食べておこうね
じゃ、今日
ちょびっと
だけ食べる

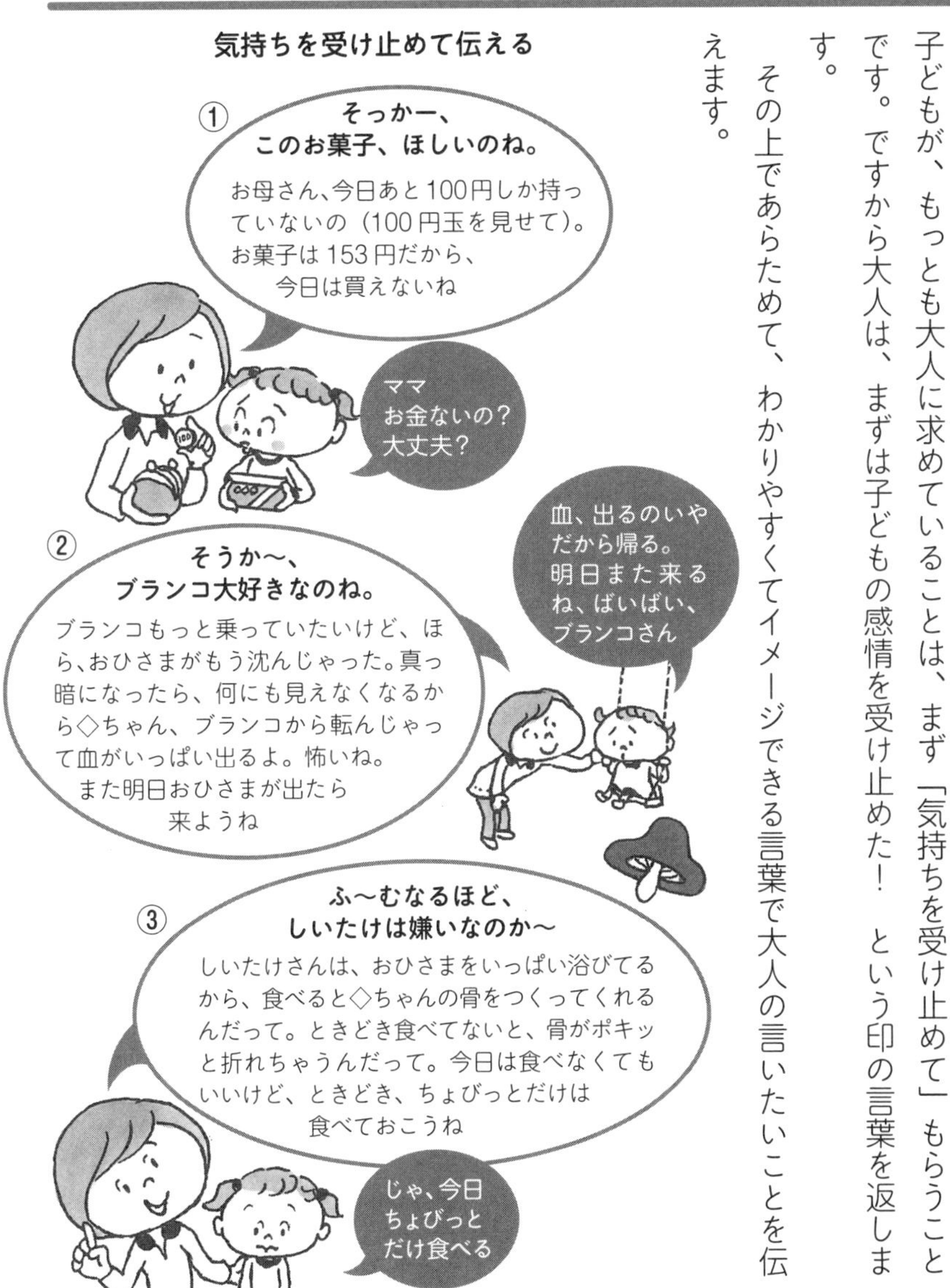

3 親子がお互いを尊重して協力しあう体制をつくる

「心配」から「信頼」へ

ペアレンティングを考える上で、私たちがもっとも重要だと考えていることは、家族全員において「お互いを尊重して協力しあう体制」が確立されていることです。

よく「お手伝い」として、各家庭において、子どもが洗濯物を取り込んだり、食器を片づけたりしていますが、私たちは、これは「お手伝い」ではなく、各家庭における、生活に必要な仕事の分担であると考えなければならないと思っています。

ペアレンティングとは「親など周囲の大人が子に与える、脳を育てる生活環境」である、と私たちは定義しました。生まれたての何もできない子の脳を、「からだの脳」→「おりこうさんの脳」→「こころの脳」と順番に育てて完成させるためには、「主体的に自分の生活を考え、動かして（回して）いく」ことができる脳を子どもにつくる必要があります。

親がとにかく頑張ってしなければならないのは、最初は何もできない状態で生まれ、親からすれば「心配」の塊である子どもを、必死で「信頼」して「信頼」の分量を増やしていくことで少しずつ手を放していき、いつしか、自分で考えて行動する力を子どもの脳に多くつくっていく、ということに尽きます。

たとえ心配のほうが多い時期でも、与える課題のできる部分とできない部分を見極め、できない部分にさりげない補助を入れたり、やりやすい方法を提示することで、段階的によい脳が育つような環境をつくることができます。

子どもはしばしば失敗をします。ですが、失敗こそが「おりこうさんの脳」に知識と経験をうえつけます。むしろ、失敗をくり返し、それを防ぐ方法を自ら思考し、行動に移し、成功することで正しい論理として会得していくということが、子どもの脳をよりよく育てるのです。また、そのことにより前頭葉＝「こころの脳」を活用した人間らしいスキルが身につきます。

子どもの失敗が心配なのは当たり前ですが、親はそこをぐっとこらえ、頑張って子どもを「信頼」し、あえて失敗させる勇気を持つことも時には必要なのです。

親の社会性と脳育て

さらに、社会通念や社会でのルール、経済観念などの教育は、どこから学ぶよりも早く、もっとも小さな社会単位である家庭からスタートします。親自身にきちんとした社会通念や社会でのルール、経済観念が確立されていないと、これらを正しく子どもの脳に育てることは、とても難しいことになります。

例えば、子どもが新しいゲーム機を欲しがる時や、子どもの成績がとても落ちてしまい、親は塾に行かせたいが子どもは行きたくないと言っている時など、お金をどう使うかを決定しなければならない場面はよくあるでしょう。

多くの親は、「この子のため」もしくは「家庭の経済状況」を考えると思います。しかし、家計の長期的予算や10年後、20年後に子どもが自立して経済生活を営むために必要かどうか、さらに、ここでお金をかけることが日本経済を活性化するものか、世界経済を向上させるものなのか、までを俯瞰（ふかん）して考える人は少ないものです。

ましてや、今ここでこのお金を使った時と使わない時の子どもの脳育てに与える影響まで考える人はさらに少ないわけです。なぜなら、「ゲームを買ってもらえなくて、子どもが暴れるのでは、と心配」「塾に行かせなくて成績がさらに落ちたら、と心配」とどうしても「心配」が先立ってしまう親が多いからです。

ここで親が、一つひとつのお金の使い方を吟味して、脳育てを鑑みて決定し、さらにそれを子どもにきちんと伝えて納得させることができれば、その子どもは社会の中での自分の立ち位置をしっかり俯瞰的に見られるように育ちます。その習慣によって、子どもは親に信頼されていると感じ、「こころの脳」ができあがるころまでには、たとえ欲求が否定されたとしてもそこで本能のまま暴れたりということがなくなります。

これは、脳の機能でももっとも高度な前頭葉の働きであり、自分主体ではなく群れ、つまり社会の損益を考えて個の行動を決定できるスキルです。

単なる「お手伝い」として、年齢も脳の発達も考慮に入れず、また手順も段取りも示さず「あれやって」と子どもを動かし、深く考えもせずに「ご褒美」と称して金銭や玩具を与える行為からは、家庭での親の重大な責任と努力を放棄している印象しか、私たちには持てません。

そうではなく家族構成員それぞれが平等な立場で、家庭生活の中でできる役割をきちんと認識し、それを提供しあうことで平和な生活を営んでいくことが重要です。その理想に向けて、親は最大限、子どもの成長に応じた「社会という仕組み」の理解を促進するための工夫をするべきであり、結果、それが子どもの脳をよい方向に育てていくと考えます。

親子がお互いを尊重して協力しあう体制をつくるための
ペアレンティング・トレーニング

❶心配を減らして信頼を増やす

生まれた時は、「心配ほぼ100」「信頼ほぼ0」が当たり前です。何もできない赤ちゃんなのですから、親が世話をするのが当たり前です。そして、18歳で「心配ほぼ0」「信頼ほぼ100」

になることが理想です。しかし、これは当たり前ではありません。なぜなら、この間にペアレンティング、すなわち、「親など周囲の大人が子に与える、脳を育てる生活環境」の影響を受けるからです。

子どもは、たとえ一度や二度失敗したとしても、親から信頼され、自分で考える時間を持たせてもらうことで、さらに脳が育ち伸びていきます。その環境を整え、年齢に応じて、子どもの「信頼」をつくっていきましょう。

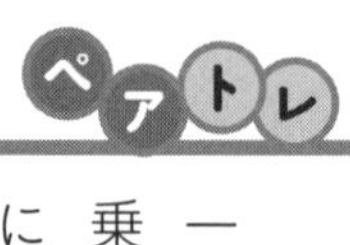

幼児期に公園に一人で遊びに行かせる（親がこっそり後ろからついていってもＯＫ）、一人で10分くらいお留守番をさせる、などからはじまり、小学生になれば一人で電車に乗って大きな町まで買い物に行かせるとか家の修理に来る人などの応対を任せる、さらに中学生になれば一人旅をさせる、逆に親が泊まりがけの旅行に出る、など、あえて「ちょっとチャレンジかも」と思えるような行動をさせてみましょう。

できなくても当たり前なので、失敗しても叱りません。「ま、頑張ったよね！　この年齢では普通できないもの」とおおらかに笑い飛ばしましょう。

でも、もしできたらたくさんほめましょう。

たとえ失敗しても、親が「大丈夫」と思えるから、子どもに勇気が湧いてきて再度チャレンジでき、それを乗り越えた時、子ども自身の中でも「大丈夫」という思いが根付くのです。

❷わからないことをわかりやすくする「構造化」

いくら「何回も失敗させることで脳を育てる」と言われても、例えば3歳の子に、「自分の靴下をとってきなさい」と自分の背より高いタンスの引き出しに入っているものを取らせようとするなど、その子どもの年齢や能力に対して難しすぎることを要求しても、何回やっても失敗ばかりでなかなか「大丈夫」という気持ちもできないし、親も「信頼」がつくれません。

多くの親がこの調子で「この子にはまだできないんだ」「この子にはむりだ」と決めつけ、「私がやったほうが早いし、楽」と、すべての家事を自分一人で自分だけにわかる方法でおこなってしまい、子どもはいつまでたっても家庭生活から疎外されたままです。

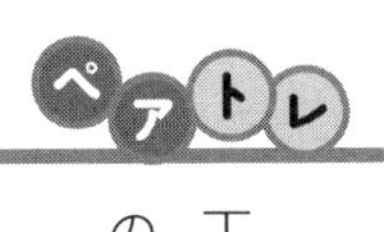

家庭の中で「わからないことをわかりやすく」「見えにくいものを見えやすく」する工夫をします。この工夫のことを「構造化」と呼びます。とくに特別支援学校など障害のある子どもたちの指導には汎用されている工夫の一つです。

家の中には構造化できる場所が数多く見つかります。

「わからないことをわかりやすく」「見えにくいものを見えやすく」する工夫をたくさんしましょう。

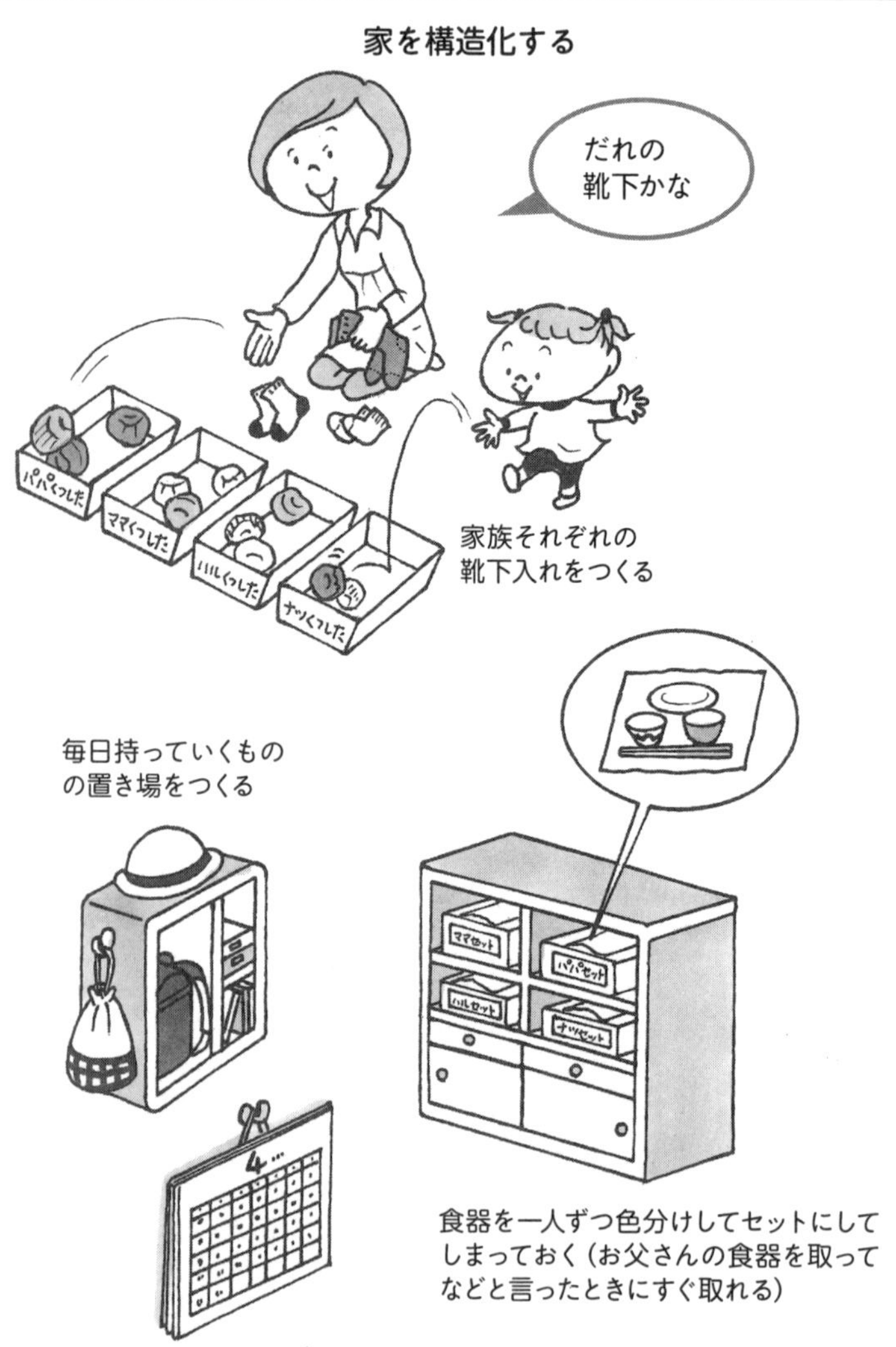

❸どこにつまずきがあるのかを見定める「課題分析」

大人は、しばしば子どもの引き起こした結果だけを見て「できない」と判断しがちです。学習でもそうですし、家事においてもそうです。

しかし、本当は、すべての学習や作業は工程が細かく分かれており、その工程を一つひとつチェックしていくとじつはその子がつまずいているのはたった1カ所の工程だけだったりするのです。

人間の脳、とくに前頭葉には課題を遂行することで喜び、快感を得る機能があります。10歳以降に、人間らしく思考・行動するための「こころの脳」ができた時に、この機能がきちんと働くように育てるには、幼児期から「できることはすべてやらせる」「できない工程は、できるように大人が工夫してサポートする」ことで、課題をすべて初めから終わりまでやる喜びをくり返し脳に刺激として与えることです。

それこそが、信頼を増やし「お互いを尊重して協力しあう体制」づくりへの近道といえます。

一つの課題について細かく分析し、どこにつまずきがあるのかを見定めることを「課題分析」といいます。ペアレンティングではとても重要な考え方です。

子どもに対し、できるだけ早く「心配」を減らし「信頼」を増やすためには、「全部できない」ではなく「ここだけができない」と考えられるほうが圧倒的に役立つからです。

例えば、洗濯をする、という作業は、普通に考えれば5歳ぐらいの子には難しいかな、と思われるかもしれません。しかし、次の表のように工程を分け、親がサポートすれば①～⑧すべてができたことになります。

課題を分析する

洗濯の工程を分けると…
①「洗濯物を洗濯機に入れる」
②「洗剤を入れる」
③「洗濯機のふたを閉める」
④「洗濯機のスイッチを押す」
⑤「洗濯が終わったら洗濯機のふたを開ける」
⑥「洗濯物を取り出す」
⑦「洗濯物を干し場に持っていく」
⑧「洗濯物を物干しに干す」

①②③④⑤　親が付き添いながらおこなう。

⑥でつまずいたら親が取り出したものを子どもに手渡し、子どもが持てる大きさのかごに入れる。

⑦でつまずいたら子どもが持てる分だけ干し場に運ぶ。

⑧でつまずいたら子どもが手が届く場所にのみ干させる。

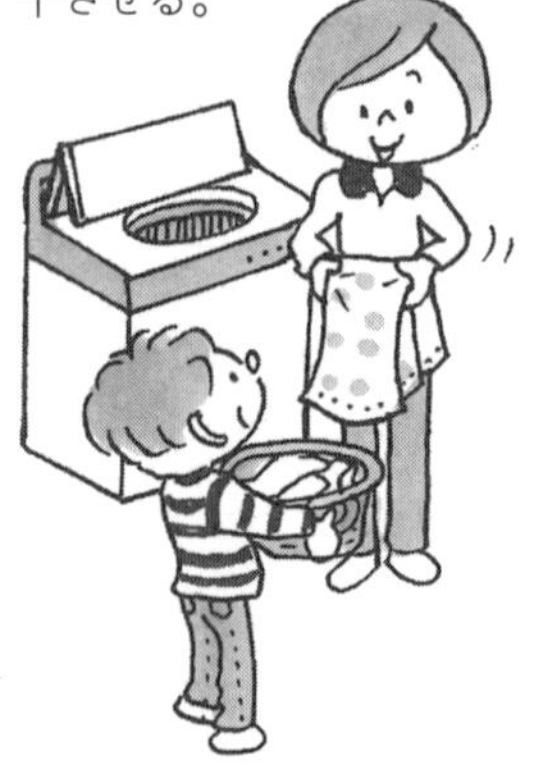

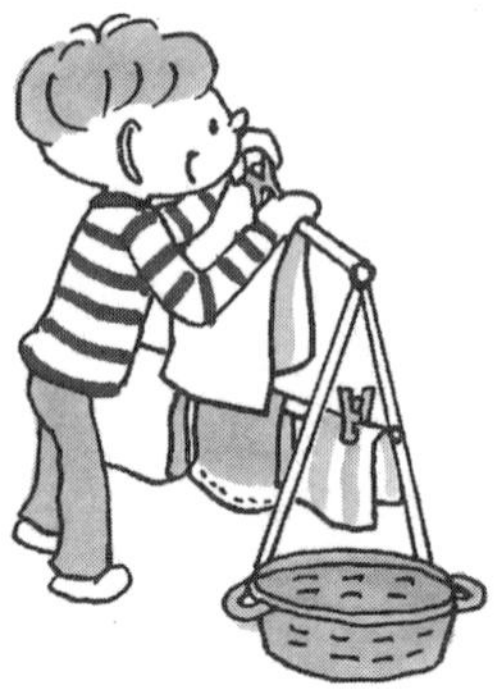

❹「何をどうしてほしいか」を相手に具体的に伝える

家庭の中でお互いを尊重して協力しあう体制をつくるためには、家庭生活の中で、お互いに「何をどうしてほしいか」を、相手に具体的に伝わるように話をしなければいけません。

社会に出れば、他人同士が同じプロジェクトを分担しながら進める、というようなチーム作業は日常茶飯事です。その時に、きちんと自分の意見や要望を長い文章で的確に伝えられなければ仕事をする上で不利になります。

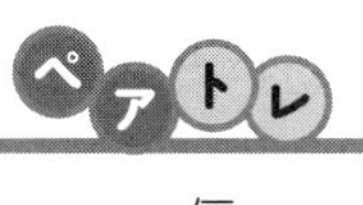

親子間であっても、物事を頼む時や断る時などに社会の練習と心得て、きちんとした伝え方を使うようにしましょう。

伝え方のコツは、「意見」と「理由」をワンセットにすることです。

「み：見たこと（客観的な事実・理由）」
「かん：感じたこと（主観・意見）」
「て：提案」
「どう：どう思いますか？　と相手を尊重」（↓みかんてどう？　と覚えましょう！）

これに「気遣いの言葉」と「タイトル（言いたい内容を簡潔に表して最初に伝える）」が付け加えられたら完璧です。

みかんてどう？で伝える

み：客観的な
事実・理由
お母さん今天ぷら揚げてて手が離せないんだけど
かん：主観・意見
なんだか真っ黒な雲が出てきて雨降りだしそうだから
タイトル
お願いがあるの
て：提案
＋
どう：相手を尊重
急いで洗濯物入れてもらえないかしら？
気遣いの言葉
ナツくん、忙しいところ悪いんだけど

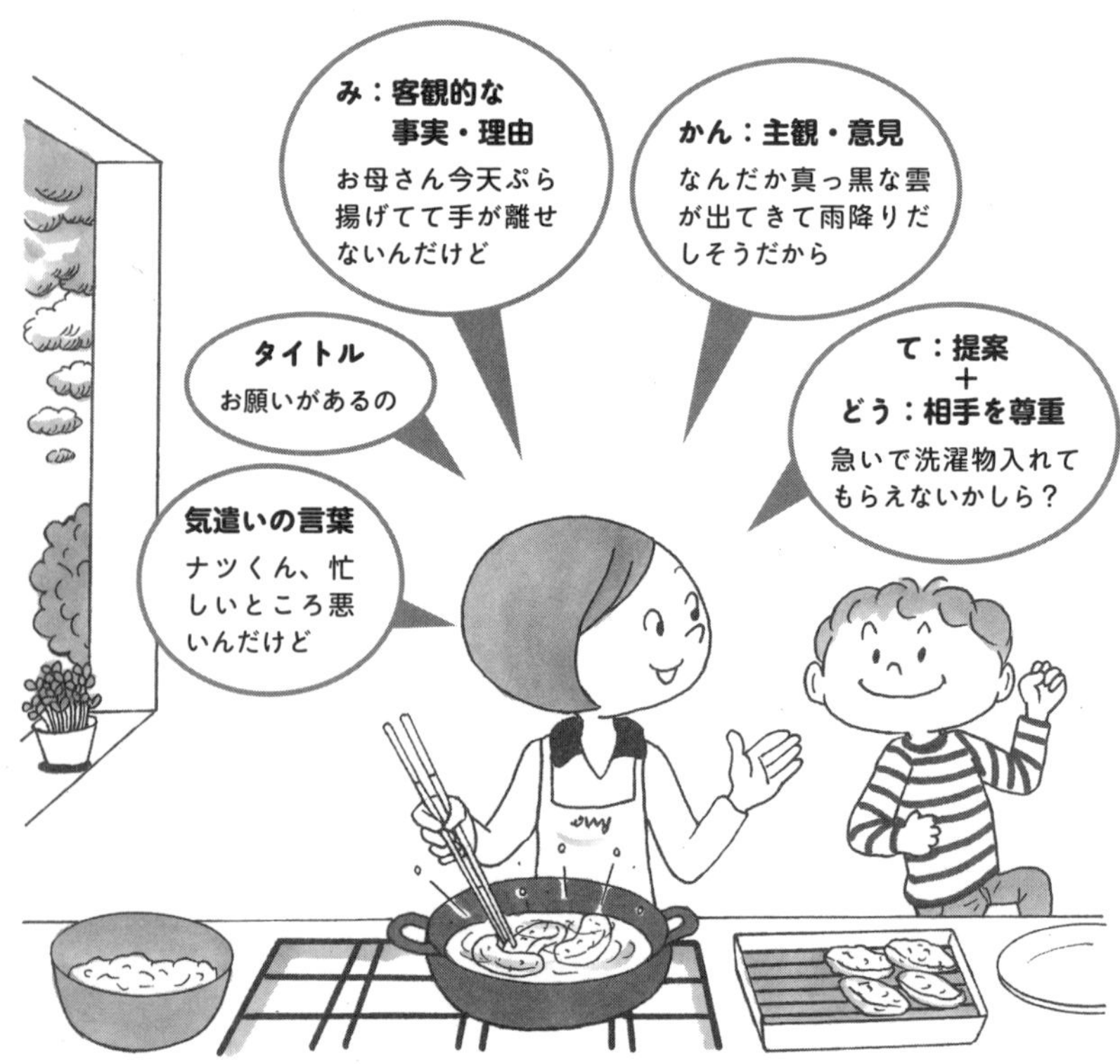

これをただ「〇ちゃん、洗濯物！」にしてしまわないように。毎日の生活の中できちんとした長い文章で伝え続けましょう。

❺家庭で社会を学ばせる

家庭は一番小さな社会の単位です。家庭で子どもは多くのことを学べます。

例えば、子どもが周りの大人たちからお年玉をもらえるのは、親がしっかりその人たちとよい関係を築いているからです。子どもには、「日ごろの私とあの人がよい関係を築いているからあなたたちはお年玉がもらえるのよ」と伝えてよいのです。

社会は子どもの目に見えている世界だけではないことを教えましょう。

ご近所付き合いもとても大切です。道で会った時の挨拶だったり、子どもがおやつをいただいた時のお礼の電話やお返しやおすそ分けを欠かさず、いつもできるだけ「感謝の気持ち」を持つようにすることです。感謝の気持ちは、今度はその人を気遣う気持ちになります。

最近の脳科学の研究では、親ザルがおこなっている、ノミ取りなどの行動を見ている子ザルの脳では、あたかも自分がノミ取りをおこなっているかのような脳神経活動が、親サルと同じ脳の部位に同じように起こることが発見され、「ミラーニューロン」と名付けられました。のちにミラーニューロンの存在は人間の脳でも確認されました。

子どもの脳の育ちには、親のふるまいが大きく影響するということです。

また、経済観念を早いうちから身につけさせることがとても大切です。社会では、労働の対価として賃金が支払われる事実を、幼少の時からきちんと理解させるようにしましょう。

きちんとした「お小遣い制度」を敷き、なるべく早いうちから、世界全体の経済状況に目を向けた消費行動ができるようにするのがよいペアレンティングです。

私たちは、一つひとつの消費行動について、日本経済や世界経済までを俯瞰して考えるということが大切であると考えています。

生まれた時にはすでに飽和状態の消費社会が形成され、モノを使い捨てることに抵抗が少ない子どもと、子どもにかける金銭にそれほど不自由がない親の組み合わせでは、「こころの脳」に「早く自立して、自分でお金を生み出せる人間にならなければならない」という考えが自発的に起こる脳を育てることがとても難しいのです。

うまく育たなかった子の脳は、少しの人間トラブルなどをきっかけにバランスを崩しやすくなってしまい、最悪の場合は引きこもりやニートなど、社会へ自分の力で出ていくことに不安を感じる状態になってしまいかねません。だからこそ、親が一つひとつの消費行動に責任と理由、つまりしっかりとした経済観念を持つ必要があります。

ペアトレ

100円均一ショップで売っている髪飾りを買う時に、その100円玉がどのように細分化されて世界に流通しているのか、親子で考えてみましょう。

これだけ手間暇がかかっている製品が100円という低価格で売られることの是非や、それを簡単に「100円だから」と粗末に扱うことの是非など、考えるべきことは多くあります。

小さい時から社会を学ばせる

プラスチックや
ゴムの原材料代
工場などの
設備費
製品を運ぶ
運賃
労働者への
賃金
生産者の
利益
100円ショップ
100円の
内訳

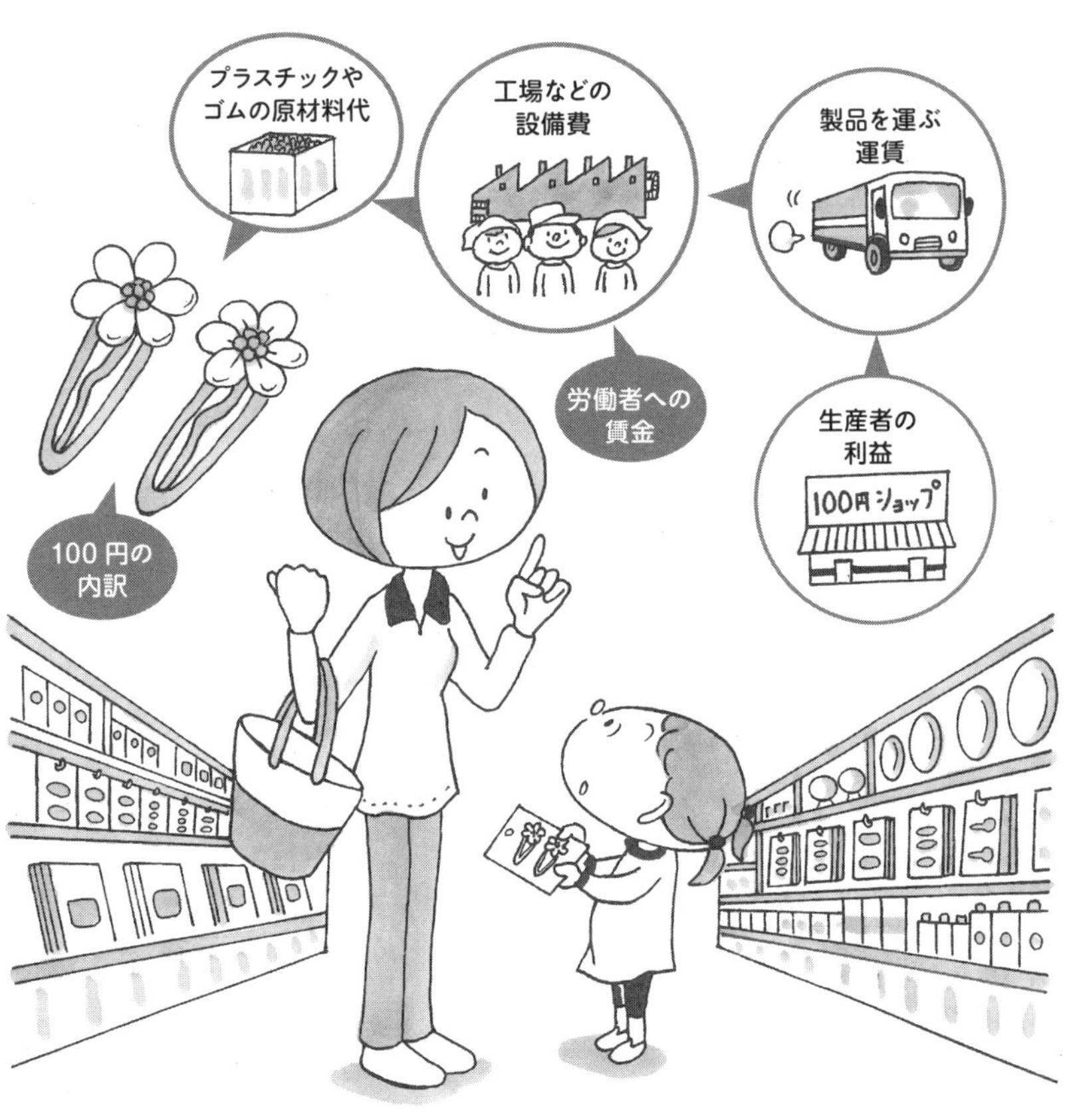

4 怒りやストレスへの適切な対処法を共有する

脳があることをどのように捉えるか、その捉え方のことを「認知」と呼びます。認知は、生まれてから18年かけて「からだの脳」「おりこうさんの脳」「こころの脳」と段階的に育ってきたことで最終的に形成されるその人らしさともいえるものです。

子どもの認知が、その子の親が提供する生活環境の影響を受けないわけがありません。つまり、「親の認知が子の認知をつくる」といっても過言ではありません。

例えば、家族でドライブに出かけた時に運悪く高速道路で渋滞にはまってしまったとします。普通は渋滞にストレスを感じますが、同じストレスがかかることであっても、それをどのように認知するかは、人により異なります。

渋滞に出合うとイライラしてしまって、むやみに前の車にクラクションを鳴らす親と、「仕方ないなあ、じゃあラジオでも聞いてのんびり行くか」という親では、それぞれの子どもの「ドライブ」に対する認知がネガティブとポジティブ、真逆に育ちあがります。できれば、後者のポジティブな認知を子どもの脳に刺激として提供できる親になりましょう。

そのためには、まずは親がストレスとは何かを知り、ストレスの構造について学ぶ必要があります。その上で、ストレスがかかった時に自動的に起こってしまう認知をできるだけよい方向に変えていき、身体への負荷を減らしていく訓練をします。

育ちあがってしまった大人の脳の認知を変えることは簡単ではありませんが、脳には可塑性（かそせい）という、いつでも作り変えられる能力があるので、毎日の生活の中でくり返し心がけていけば訓練はできます。これを「認知行動療法」といいます。

ただし、なかなかハードルが高いので、本書のペアレンティングでは親自身の脳が変わることまでを求めてはいません。子どもにとってよい認知をつくるための言葉かけや行動を、意図的に選択し伝えられればＯＫです。

渋滞にはまった時、本当はイライラしているけれども、子どもの脳育てを考え、いったん我慢して「仕方ない、ラジオを聞こうか」とラジオをつける行動さえできればよいのです。なぜなら、親子の関係性において、心の動きや行動はお互いの心や行動に影響しあいますが、その親の心の動きがどうであったとしても、とりあえずポジティブな行動（ラジオをつける）さえできれば、子どもがイライラしたりすねたり暴れたりすることもなく「ラジオが聞けて楽しいね！」と渋滞を楽しみだせます。するとほがらかな子どもの姿に自然に親の心もなごみ、親も楽しくなることができます。

このように行動「だけ」変えることによって結果として親の「心の動き」がよい方向に変われることが、家族という社会のすばらしいところです。

ペアレンティングでは、通常心理学的におこなわれる「認知行動療法」とは少し違い、「子どもの脳育て」を主体にした親の行動の変容をまずはめざします。

怒りやストレスへの適切な対処法を共有するための ペアレンティング・トレーニング

❶ストレスへの対処法を知る

ストレスと聞くと、「悪いもの」と思いがちですが、本当は人間にとってストレスというのはとても大切な反応です。ですから、「ストレス対処部門」は脳の中でも、一番生きるために重要な「からだの脳」に置かれていて、入ってきたストレス刺激に対して身体の状態を瞬時に変化させます。

図⑧　脳のストレス対処の仕組み

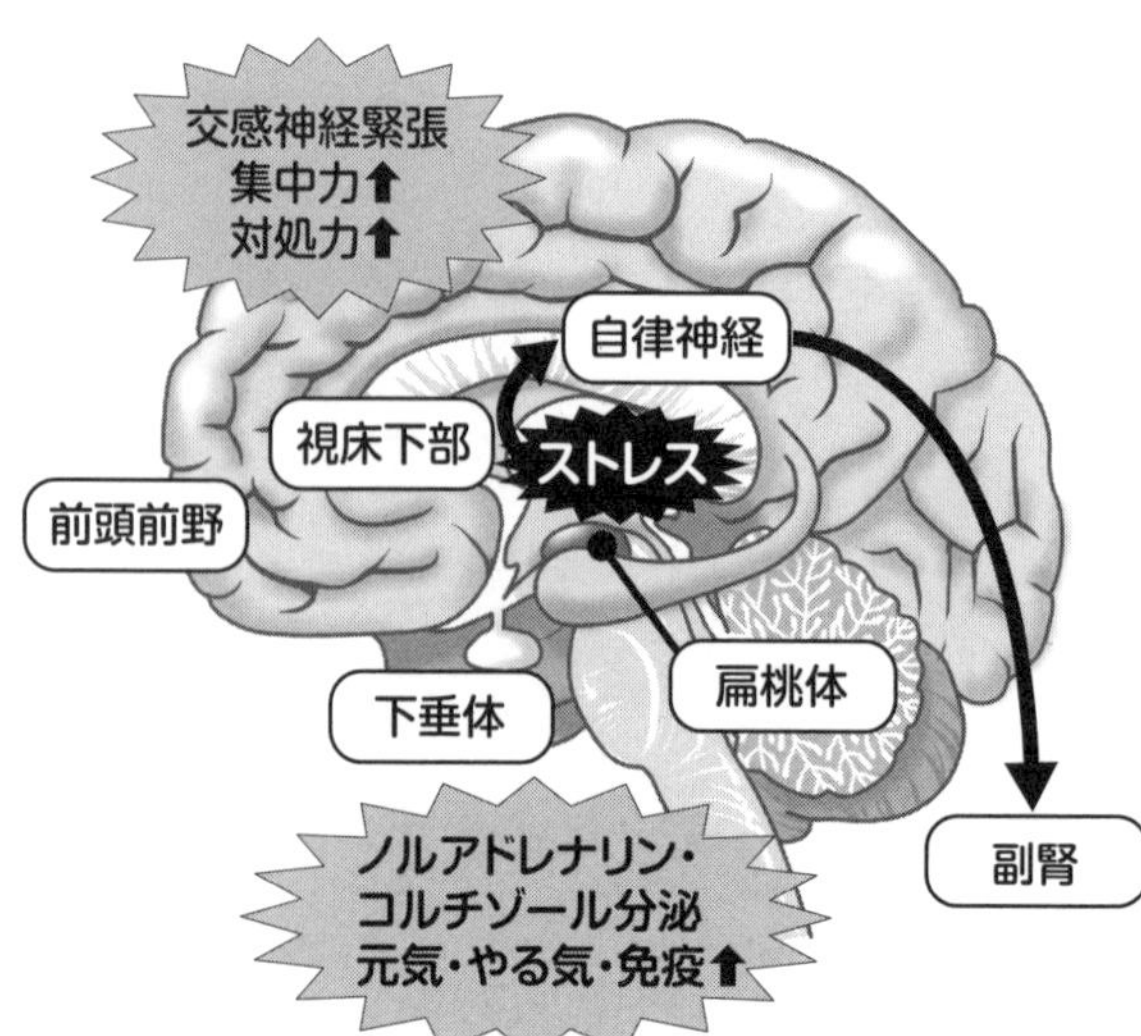

例えば、副腎皮質から元気、やる気、免疫アップの効果があるコルチゾールというホルモンが分泌され、視床下部では自律神経が緊張、興奮、集中に向かえるよう交感神経優位に変わります。それにより、集中力が格段に上がり、目の前のことへ対処できる確率を高めてくれるのです（図⑧）。

しかし一方では、このストレスが長期化したり、「おりこうさんの脳」での捉え方＝認知がネガティブになってしまうと、常に緊張興奮し続けるからだになってしまい、コルチゾールというホルモンも枯渇して、身も心も疲れ果ててしまいます。

脳育てにおいては、子どもが自分のストレスの状態をしっかり自覚して、必要な場面ではストレスを活用して集中力を上げ、目の前の課題を効率よくこなせるように訓練していきます。

一方で、ストレス過剰になってしまったと自覚できた時には、自力でそれをクールダウンし制御できるようにしていく必要があります。

この訓練には時間がかかりますし、自分に合った方法が見つかるまで試行錯誤をくり返さなければなりませんが、一方では、人生の先輩である親が子どもによき道しるべを提示するチャンスでもあります。

あなた自身が、これまでどんな方法でストレスを克服してきたか、どんな努力をしているか、くり返し子どもに伝えましょう。

あなたが会得された何物にも代えがたい経験こそが、親が子どもの「おりこうさんの脳」に知識として与えられる情報です。それをくり返しくり返し伝え続けていると、子どもはいつか自分で前頭葉を使って考え、親から伝えられた知識を試してみようとします。

経験から得たストレスへの対処法を伝える

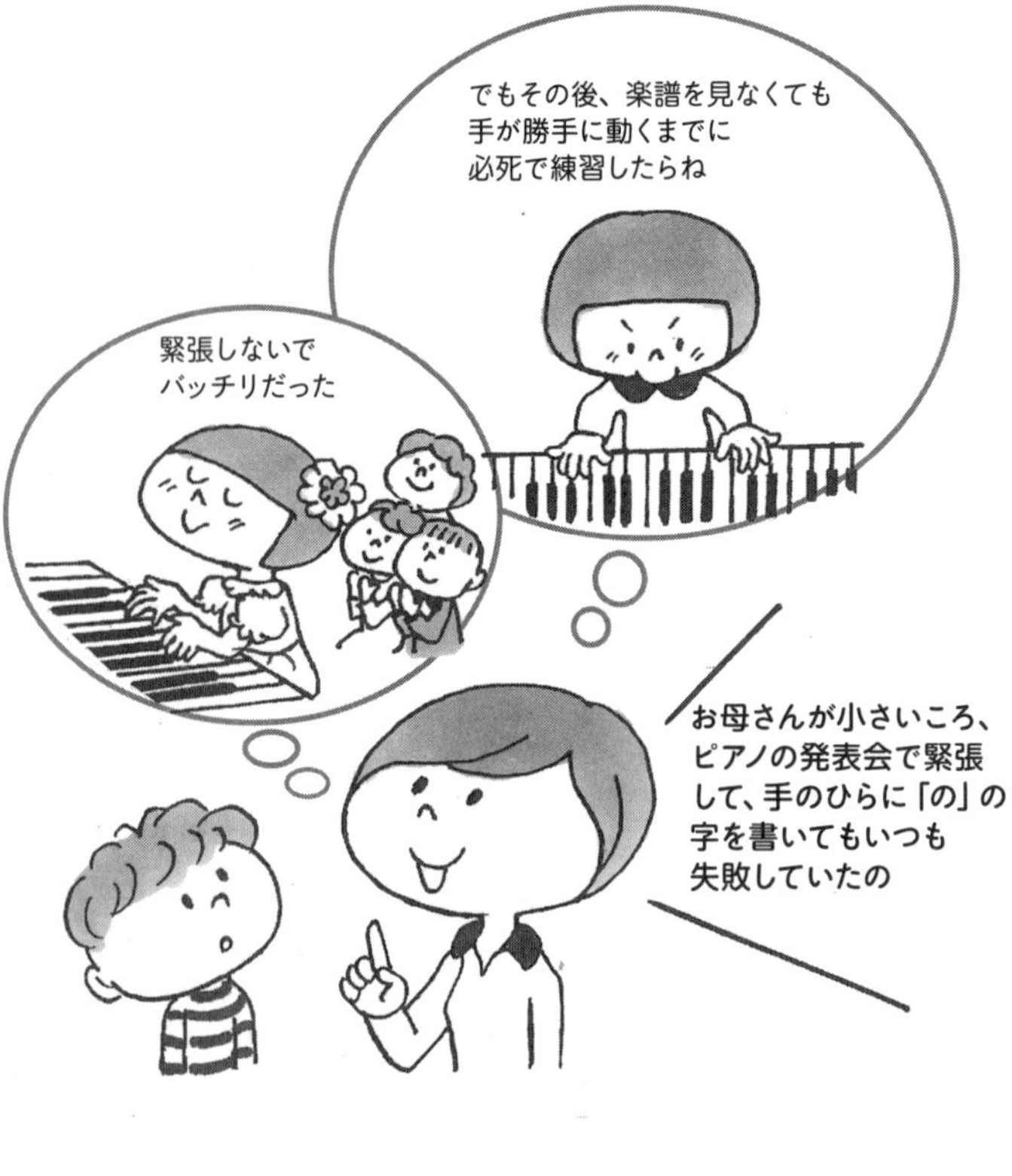

❷ストレスを自覚し行動や言動をポジティブに転換する

自分がどのようなストレス状態にあるのかを自覚するために、「ストレスには4つの反応がある」ということ覚えておきましょう。

「気分」、「身体の反応」、「行動」、そして「考え」です。

4つのうちで、あることが起こった時にそれがその人にとってのストレス指数を高めるかどうかを決めるのは、「考え」です。この考えのことを別名「認知」と言い、その物事の捉え方、と言い換えることもできます。物事の捉え方は生まれた時にできているわけではなく、脳が育っていく中で、形成されていくと言っても過言ではないのです。

例えば、目の前に犬がしっぽを振りながら飛び出してきた時、AB二つの行動をとる人がいるとします。

A　気分〔怖い〕　身体の反応〔心拍が上がる〕　行動〔震えながらあとずさりする〕

B　気分〔うれしい〕　身体の反応〔全身の筋肉の緊張がゆるんで、心拍が下がる〕　行動〔笑顔で手を伸ばしながら近づく〕

理由は簡単です。Aの人は「犬が嫌い、怖い、なぜなら犬に噛みつかれたことがあるから」という考え〔認知〕を持っており、Bの人は「犬が大好き、かわいい、なぜなら犬をずっと飼っていたから」という考え〔認知〕を持っているからです。

それまでの生育の中で、親が犬を飼うという環境をずっと子どもに与えていたら、Bの反応になる可能性が極めて高くなります。

Aの反応は、ネガティブな感情が瞬時に脳に起こり、身体にも緊張・興奮が起こっています。これは、短時間集中し効率よく敵から逃げるためには必要なストレス反応ですから、急いで立ち去ることで自分の身の安全を守り、安全を確保できたことでストレス反応も消えるならば、よいストレスと言えます。

しかし、人間は「おりこうさんの脳」でさまざまな考えを起こす動物です。Aがさらにネガティブな（怖い・不安・恐怖）気分が慢性化し、それにより（睡眠がとれない・食欲がなくなる）身体の反応が起こり、（犬は家の中で飼うべきだ・あの飼い主のせいで不利益を被った）などの考えが脳を支配して長期間改善しなくなると、これは悪いストレスとなり、心身の慢性的な不調を引き起こしてしまいます。

もちろん、考え（認知）を変えていくことは可能です。

例えば、Aのパターンだったとしても、じっくり観察してみたら、犬が首輪をつけ、鎖でつながれており、さらに吠えるわけではなく千切れるほどしっぽを振っているのに気づき、「おりこうさんの脳」で「考え」を変更し、「この犬は噛みつかない」と考えることができれば、気分や身体の反応は「冷静・落ち着く」「震えが止まる」に変えることができます。ですが、そもそもの認知がBのタイプであったなら、ここまで大変な状況にはなりにくくなるわけです。

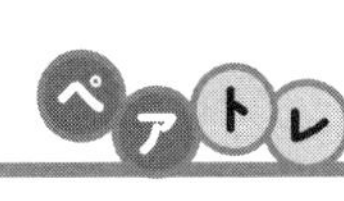
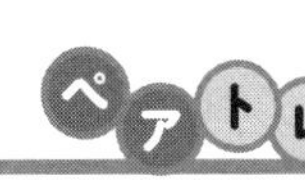

よいペアレンティングとは、親が子どもに与える生育環境の中で、子どもが不安・恐怖を引き起こす考え（認知）をなるべくつくらなくてすむように、親自身がいつもポジティブで不安がない状態を保つ、もしくは保っているように子どもの前でふるまうことです。

そのためには、親自身が、自分の考え（認知）と行動を変えることで、感情や身体の反応が変わりうることを学んで実行し、自分自身を常によい状態に保てれば一番よいのですが。

ペアレンティングでは、あくまで親が、子どもの認知をよく育てることを目的に、自分の行動や言動をできるだけポジティブなものに転換するためのテクニックとして使います。

❸リラクゼーションのストックをたくさん持つ

ストレスは、短時間で解消してしまうことが理想です。

しかし、仕事や家庭、育児といった課題をたくさん抱えて生活している大人の脳の中からはなかなかストレスは消えてくれず、結果、慢性的な感情の不調や身体反応を引き起こしてしまいます。

ペアレンティングでは、子どもの脳にできるだけよい考え（認知）をたくさんつくるための刺激を与えることを目標とします。ですから、親は、たとえ慢性化したストレスは大量にあったとしても、それをダイレクトに子どもの前で爆発させることをなるべく避けて、子どもの前では楽しくリラックスした考え（認知）がくり返し提供できるように工夫することが望ましいのです。

ペアトレ

ストレスが慢性化して脳の大部分を占めるようになってしまった大人は、リラクゼーションを活用します。

リラクゼーションの目的は、自分のストレスをゼロにしてしまうことではなく、脳の中に「楽しい考え（認知）」の分量を増やすことによって、相対的にストレスが占める割合を減らすことです。

とにかく自分が「リラックスできる」と思えるストレス解消法＝リラクゼーションをできるだけたくさん列挙してみましょう。

友だちとドライブに行く、ママ友とランチ、同僚と飲み会、家族で温泉旅行……など、「だれかと出かけたり、話したりすること」もよいですが、いつもおこなえるわけではありません。お金も時間もかかってしまいます。

これらのリラクゼーション法と並行して「一人でできる」「短時間でできる」「お金がかからない」「その場でできる」リラクゼーション法もできるだけ数多く備えておき、

必要な時にちょうどいいものをすぐに取り出して自分にあてがえるようにしましょう。自分でよいと思ったものは子どもにも伝えて、子ども自身がストレスに対処できる脳になるよう育てていきましょう。

一人リラクゼーションのストックを持つ

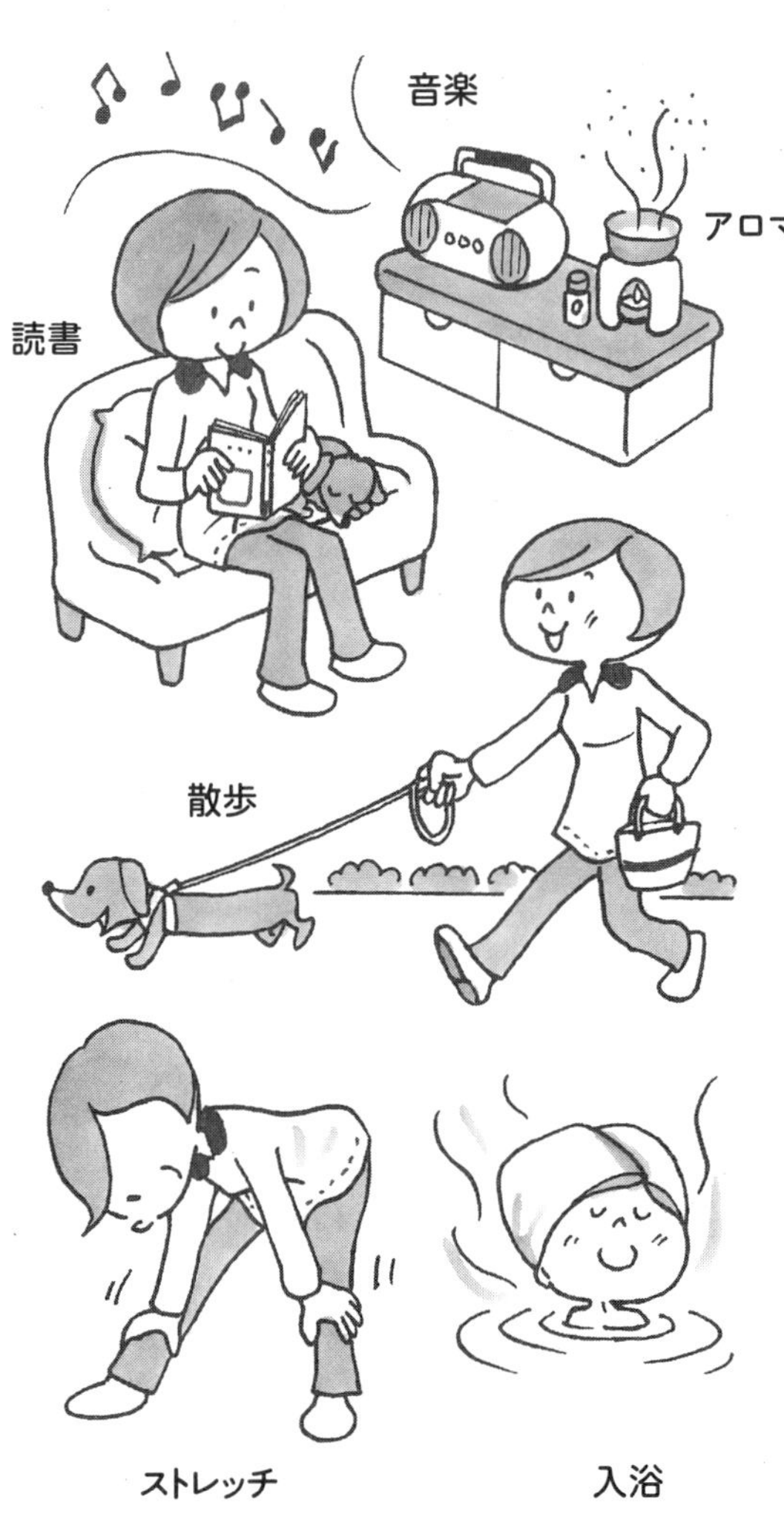

❹その他のリラクゼーション

慢性のストレスが常態化している脳では、前頭葉にネガティブな思考が停滞しがちです。「○○であるべき」「○○のせいで」「どうせ○○だから」などが代表的な思考パターンです。この思考をもとに親が行動や言動をおこなうと、子どもによくない影響を与えてしまいかねません。

- 攻撃や非難（「もう！　なんでいうこと聞かないの！」など）
- 不安の吐露（「そんなこと言われてもママ困るわ」など）
- 愛情のおしつけもしくは呪い（「あなたのためを思っているのよ」など）
- 根拠のないプレッシャー（「あなたなら大丈夫頑張って」など）
- 先回りして思考の機会を奪う（「○○したらいいと思うの」など）

ペアレンティングの観点からはすべて大NGです。

ネガティブ思考の停滞を「ほかの何かに集中する」ことによって軽減するリラクゼーション法がいくつかあります。

- 自律訓練法……自己催眠法を用いた心身のリラクゼーション法です
- マインドフルネス（言語化）……身体感覚を言語化して「実況中継」することによ

り脳内に安らぎを与えます
●マインドフルネス（感覚）……身体の感覚そのものを五感で集中して感じとること
で脳の興奮を鎮めます

さまざまな機関でおこなわれていますが、「子育て科学アクシス」でも実践しています。ちょっとした怒りやストレスが起こった時にお互いに声をかけ合って、意識をネガティブな考えからそらし、前頭葉をすっきりさせることで、ポジティブな考えをつくる余裕をつくり、落ち着かせるテクニックを身につけてもらいます。

❺子どものストレスサインに気づく

ストレスが起こった時には、「気分」、「身体の反応」、「行動」、そして「考え」の4つに反応が起こります。とくに変化に気づきやすいのは、「身体の反応」です。

ストレスが起こった時にもっとも変化するのが「ホルモン」と「自律神経」です。自律神経は、心拍や呼吸、筋肉の緊張や消化管の活動などを大きく変える働きがあるので、自分の身体の状態を常に自己モニターしている大人であれば、自分が「ストレスにさらされている状態」であることにはすぐに気づくはずですし、ストレスが重症化・慢性化してネガティブな思考が前頭葉を支配していることにも、早期に気づけるはずです。

ところが、子どもは脳の機能や身体感覚が未発達なため、自分で不調に気づくことができにくく、たとえ気づいたとしてもそれを言語で表現することがまだできません。大人は、常に子どもを客観的に観察し、少しの変化に気づくことが大切です。

例えば、小児科の臨床において一番大切なのは、養育している親が報告する「子どもの機嫌」です。

毎日いっしょに生活して観察している親だからこそ、大好きなおもちゃを出しても、興味を示さないで部屋の隅で寝転がっていることや、いつもならまっ先に完食するはずの大好物のから揚げを1個残したことなどで、親は子の不調を察知します。親ならではのモニター力です。

それなのに、子どもがだんだん大きくなるにつれ、親は次第に子どもをモニターすることを怠けがちになります。その分、子どもに「自己モニター力」が備わっていればいいのですが、往々にしてそういう親のもとでは子どもの脳はきちんと育ちません。

以前、成田は、「1週間前から急に布団から起き上がれなくなり、学校にも行けなくなった」という高校生を外来で診たことがあります。お母さんに話を聞くと、「この子は、ずっと元気に勉強も部活も頑張ってきて、まったく問題がなかった」と言います。しかし、詳しく聞いてみると、その高校生は次のような生活をしていました。

「学校は毎日休まず行き、放課後は陸上部で夜6時半まで活動して帰宅するのが7時半、その後塾に行ってさらに勉強を頑張り、夜の11時に帰宅してから夕食を食べ、お風呂に入って寝付くのが午前2時か3時ごろ。週末は部活の試合や練習があって、たまの休みでも友だちから遊びに誘われると、断らずに出かけていた。

本人に話を聞くと、「頑張れといつも親から言われていたし、これが普通だと言われていた。本当は半年前から頭が痛いことや部活をやっていてケガが多くなったことは気づいていた。でも、サボることは許されないと思ったから頑張っていた。友だちから誘われて断ると、次から誘ってもらえなくなり、友だちを失ってしまうのでは、という考えが頭を占めてしまい、どうしても断れなかった。本当はとてもしんどかった」と言って泣きました。

ペアトレ

親は、子どもを客観的によく観察し、ストレスサインを見つける努力を怠ってはいけません。そのためには、まずは親が自分自身の軽微なストレスサインに気づけるようになることです。ストレスに対して、適切な対処法を備え、実践できるように練習しておくことです。

ストレスを上手にコントロールできるようになったら、その方法を子どもに教えます。親子がお互いに観察しあい、ストレスで大きな身体症状が出たり、慢性のネガティブな思考が前頭葉を支配してしまう前に軽減させるようにします。

ストレスサインを見逃さない

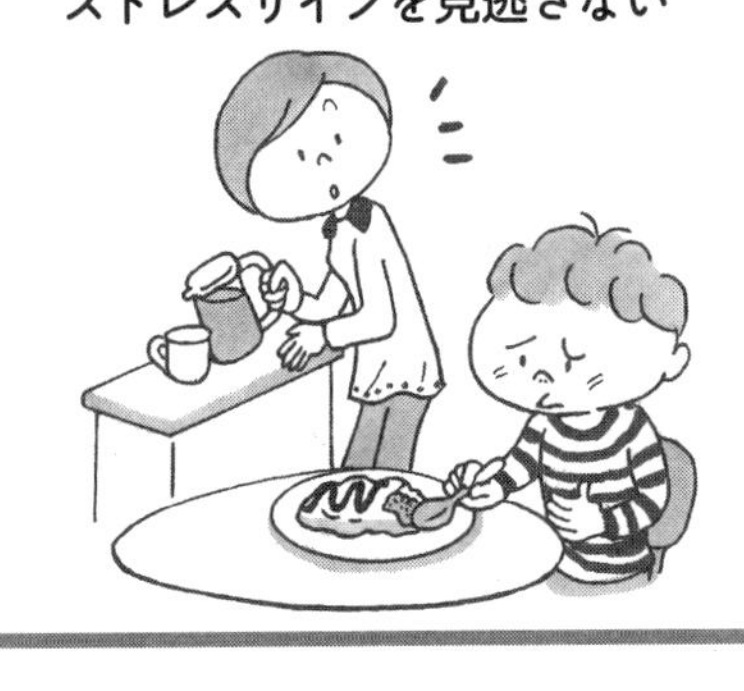

5 親子が楽しめるポジティブな家庭の雰囲気をつくる

次にお伝えするペアレンティングは、家庭の中でいつも家族がお互いに「ポジティブな雰囲気」を保ち続けるよう、努力するトレーニングです。

一見「そんなことが大切なの？」と思われるかもしれませんが、近年の脳科学研究でも証明されつつある、非常に重要なポイントです。

私たちは、不登校や家庭内暴力などが起こってしまった家族と長年関わり続けています。その中で、「家族の笑顔が増えだすと子どもの状態像が改善する」ということを何度も経験してきました。

一方で、初回から考え方が前向きでポジティブという印象の家族（とくに親）を持つ相談者は、比較的経過が良好である気もしていました。つまり、「ポジティブ脳」は家庭のトラブルを回避・改善しやすいのではないか？　という感覚があったのです。

その感覚が正しいことは、最近次々と証明されてきています。

同じことが起こった時に、ポジティブに捉えやすい脳とネガティブに捉えやすい脳では、前頭葉の反応性に左右差があると報告されています。その前頭葉の反応性の差は、免疫機能や皮膚疾患の状態像とも関連し、ネガティブな情動を引き起こしやすい脳は、インフルエンザワクチンの免疫がつきにくかったり、皮膚疾患が増悪しやすいとの報告もあります(＊)。

子どもの脳は、生まれてから18年をかけて順番とバランスを考えながら、周りの大人が刺激を与えながら育てていきます。

とくに前頭葉は「からだの脳」「おりこうさんの脳」と育ってきた、最後の段階である「こころの脳」に関係する高度な脳です。その前頭葉を、いつもポジティブに反応しやすく育てるためには、とりもなおさず周りの大人がいつもポジティブに働きかけて、子どもの脳に刺激を入れ続けることが有効であるということです。

前述のミラーニューロンの存在を考えるならば、とくに幼少期の子どもにとって、「親が笑顔を見せてポジティブな言動をおこなう」ことを続けることは、子どもの脳にそれと同等の刺激を与え続けるということになるのです。

脳育てにおいてとても重要なことは、親自身が、いつも笑顔でポジティブであることです。それを子どもにただただ「見せ」続けることで、子どももいつも笑顔でポジティブな考えを持つという好循環を生み、いつの間にか家庭全体が、「お互いに楽しむポジティブな雰囲気」に育っていきます。

（＊）Rosenkranz, MA, Jackson, DC, Dalton, KM, Dolski I, Ryff, CD, Singer, BH, Muller D, Kalin, NH, Davidson, RJ. Affective style and in vivo immune response : Neurobehavioral mechanisms. PNAS 16(100), 11148?11152, 2003
Tanida A, Katsuyama M, Sakatani K. Relation between mental stress-induced prefrontal cortex activity and skin conditions: A near-infrared spectroscopy study. Brain Research 1184:210-216, 2007.

これは、当たり前と言ってしまえばそのとおりなのですが、意外に大人の脳には固定された物事の捉え方＝認知がこびりついています。とくに子育て中の親は、子どもにまつわるネガティブな事象（例：いじめにあった、成績が落ちた、学校に行かない、など）が起こった時に、つい「不安」「心配」という捉え方（認知）のほうが、「安心」「信頼」という捉え方よりも先んじて起きてしまいがちです。

ですから、日ごろから、笑顔をつくる訓練や、起こった物事をポジティブに転換して考える訓練をしておくのです。何かが起こった時の親の初期対応が「不安」「心配」であるのと、「安心」「信頼」であるのでは子どもにとっては雲泥の差です。

これこそ「親などの周辺の大人が子に与える、脳を育てる生活環境」＝ペアレンティングのよし悪しを決める重要な要因だと私は考えます。

親子が楽しめるポジティブな家庭の雰囲気をつくるための

ペアレンティング・トレーニング

❶よい笑顔をつくる練習をする

いつもポジティブに反応しやすい前頭葉を育てるためには、周りの大人がいつも笑顔でポジティブに働きかけることで、子どもの脳、とくにミラーニューロンを賦活（ふかつ）する刺激を入れ続けることが有効です。

アメリカ人は子どもの時から欠かさず「笑顔の練習」をしています。エレベーターなどで見知らぬ他人と会った時に、彼らは即座に笑顔を見せます。人種も文化背景も、母語もまったく異なる多民族が同じ国で過ごしている中で、言語すらも超え、お互いが安心しあえるもっとも基本的・原始的なコミュニケーションツールが「笑顔」なのです。

単民族、単言語社会に慣れている日本人は、つい「言わなくてもわかるよね」という関係性を尊びがちです。成熟し教養知性が豊かな日本人の大人たちの間ではそれもありですが、まだまだ脳が発達していない未熟な子どもたちには、「伝えたつもり」は「伝わらない」ことのほうが多い、と心得てください。

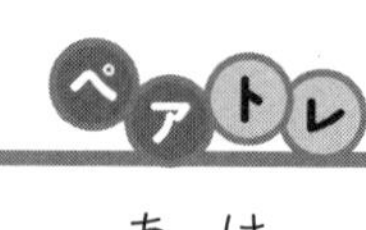

毎日5分以上はじっと鏡の中の自分をみつめ、そして笑いかけてみましょう。自分では笑っているつもりでも、それがきちんと相手に「笑顔」として映っていない可能性もあります。

よい笑顔をつくるには、練習が必要なのです。

人間の顔には、表情筋と呼ばれる何種類もの筋肉が張り巡らされています（次ページ図参照）。これらの筋肉の動きを意識して、自分が一番よく見える笑顔を練習します。

また、ハッピーホルモンと呼ばれる脳内神経伝達物質セロトニンが働くセロトニン神経は、おとがい筋や咬筋など、顎を動かして噛む動作をおこなう咀嚼筋群を支配しています。

ストレスがたまり心身が不調になると、これらの咀嚼筋群がこわばってしまい顎関節の動きも悪くなるため、口を開ける時に音がしたり激しい痛みを感じるようになります。これが「顎関節症」という疾患で、食事が摂れなくなることにより、さらに心身の状態が悪化します。

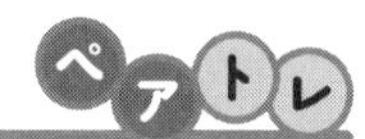

1日数分でいいので、顎回りからはじめて表情筋全体をしっかりほぐすマッサージの習慣をつけましょう。セロトニン神経も安定してハッピーな気分が上昇し、笑顔が増えることにつながります。

表情筋をマッサージする

①下図の筋肉走行を参照して自分で鏡を見ながら咬筋（こうきん）、おとがい筋を両手の親指以外の指で押さえて「痛気持ちよい」程度にマッサージします（親指は顎の骨の下側を押さえる感じで他の4本指を支える）。

②大頬骨筋（だいきょうこつきん）、小頬骨筋（しょうきょうこつきん）の走行に沿って親指以外の指を当てて押しながらマッサージします。

③眼輪筋（がんりんきん）を4本指で軽く押します（もみほぐさない）。

④眉上に両手4本指を置いて前頭筋（ぜんとうきん）を持ち上げる感じでマッサージします。前頭筋は頭のてっぺんまで張っているので、髪の毛が生えている部分も含めて頭頂部までおこないます。
時間あれば首と鎖骨上窩（さこつじょうか）のリンパ節も押しておくとよいでしょう。

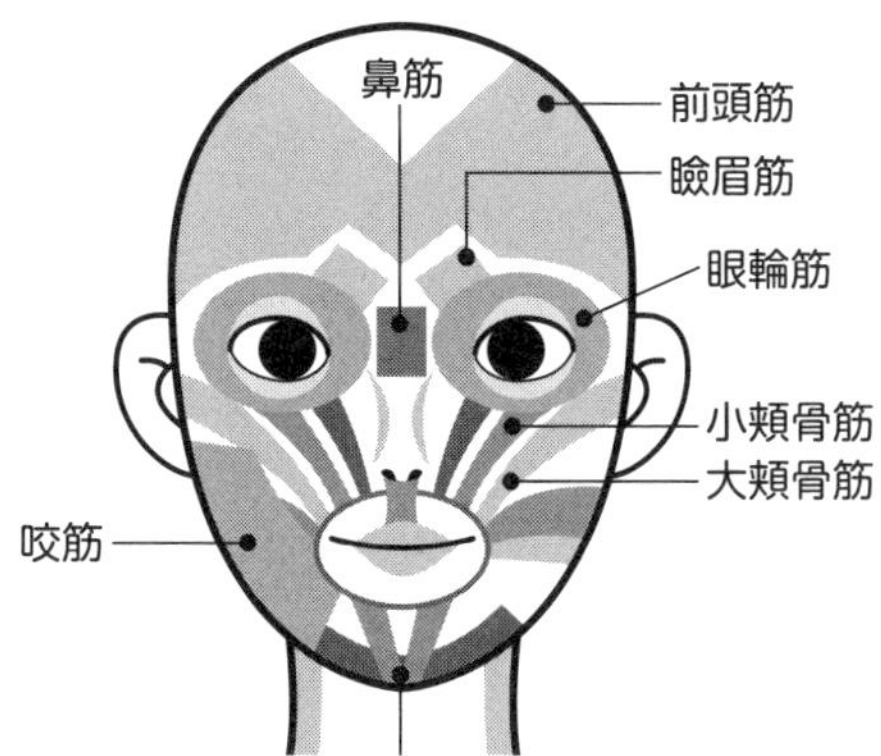

❷「おかげさまで」を思いつこう

家庭生活では毎日「やらなければならないこと」が蓄積していきます。それを「お互いを尊重して協力しあう体制」を保ちつつ、いつも家族が分担しておこなえているなら問題は起こらないのですが、どうしても「やらなければならないこと」がバランスよく分担できない場面が生じてしまいます。

そんな時、ネガティブに捉えがちな脳でいると、ついつい不満や心配が募ってしまい、被害的な気持ちになりがちです。口をついて出てくる言葉も相手を責めたりなじったりするものになってしまい、相手はさらにあなたの言葉や態度に対して不快な気持ちを持ち、怒りや悲しみをぶつけてくる。それに直面したあなたはさらに困惑し、被害的な気持ちが募り、相手を責め、なじる……これでは「お互いに楽しむ、ポジティブな家庭の雰囲気」からはかけ離れた悪循環に陥ります。

ネガティブな脳をなるべくポジティブに転換するためのキーワードが「おかげさまで」です。ちょっとこじつけ⁉ と思うようなことでも、「おかげさまで」を頭につけると、なんとなく本当にありがたいように思えてきます。

一番大切なことは、「おかげさまで」を子どもの前で親が言葉にすると、いつの間にかミラーニューロンによって子どもにもその考え方が刷り込まれることです。

「おかげさまで」の訓練を意図的にしていると、いざ子ども自身にネガティブなことが起こった時にも、親子でなんとかして「おかげさまで」とポジティブに考える癖がつくのです。

「そういう癖をつけると、困難に立ち向かう根性がつかないのでは？」というご質問をよく受けますが、まるで逆です。例えば受験に失敗したなどネガティブなことが起こった時に、おかげさまでの考え方がつくられていない脳では、「こんな自分は全然だめだ、価値がない。これ以上どうしようもない」という否定の思考しか浮かびません。

しかし、「○○のおかげでよい結果になった」という経験と考え方がつくられている脳では、たとえはじめは落ち込んだとしても、過去の記憶や経験を呼び起こし、前頭葉で「では、この失敗をばねにして次は成功を手にして『あのとき失敗をしたおかげで、今私はこの成功を手にできた』と思えるようになれるよう、頑張ろう。きっとできる！」という思考がつくられやすくなります。

お互いに楽しむ、ポジティブな家庭の雰囲気が、一生涯、あなたの子どもを困難から救うのです。

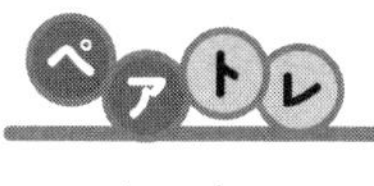

本当はいろいろ不満があっても親は一枚上手、先を行く存在でいます。なんとしてでも笑顔でポジティブな態度を子どもに伝えることが使命と心得、できる範囲で「おかげさまで」を思いつく癖をつけましょう。

「おかげさまで」をたくさん使う

父親が「残業」と言って家に早い時刻に帰ってこられないことが続いている時。

A

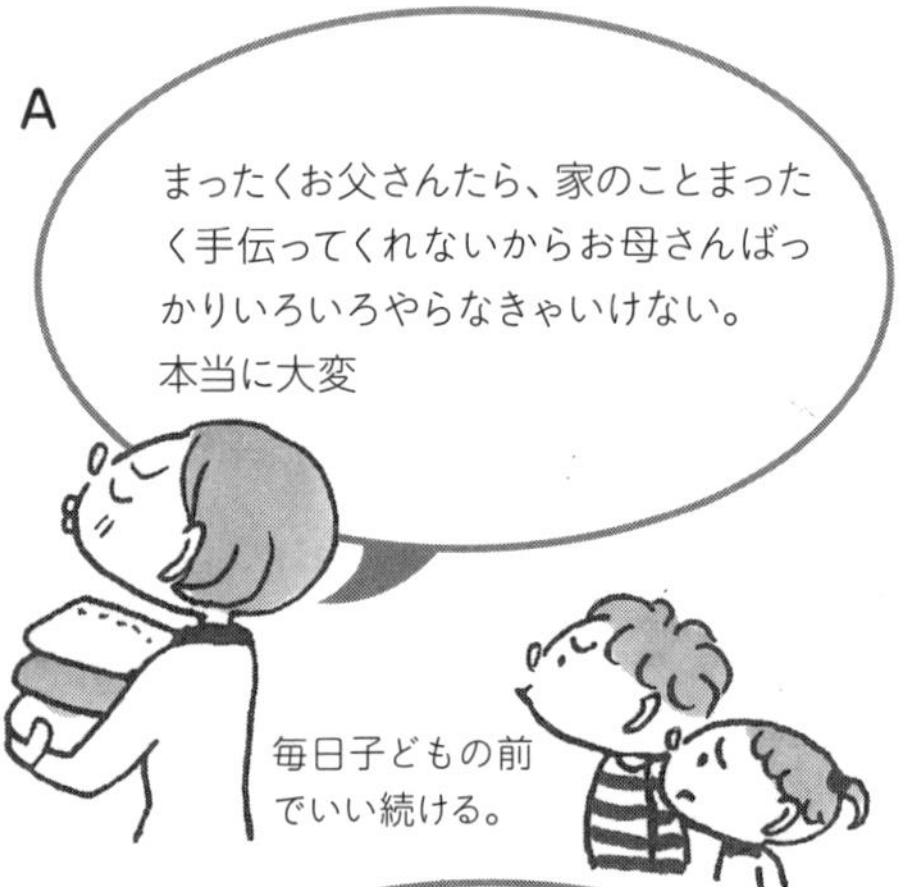

まったくお父さんたら、家のことまったく手伝ってくれないからお母さんばっかりいろいろやらなきゃいけない。
本当に大変

毎日子どもの前でいい続ける。

B

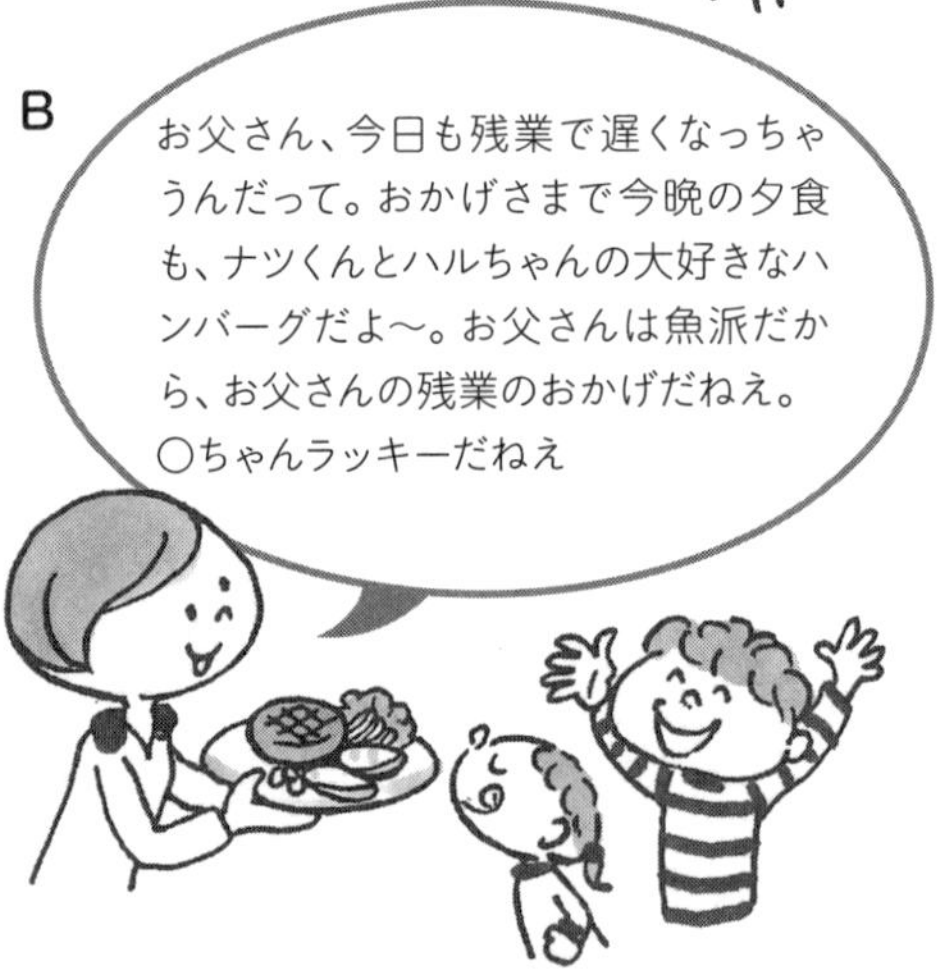

お父さん、今日も残業で遅くなっちゃうんだって。おかげさまで今晩の夕食も、ナツくんとハルちゃんの大好きなハンバーグだよ～。お父さんは魚派だから、お父さんの残業のおかげだねえ。
○ちゃんラッキーだねえ

A、Bの態度では子どもの脳の育ちはまったく変わります。

❸子どものよいところ探し

子どものよいところを探すことも、親が意識して自身で練習しなければならないことです。ネガティブな捉え方（認知）が起こりやすい親は、子どもが一人で砂場で遊んでいるのを見ただけで「うちの子は、お友だちもいなくて独りぼっちでいる。かわいそうな子だ」と考えてしまうものです。

しかし、ポジティブに捉えることができる親は、「うちの子は、あんなに小さいのに一人で熱中して砂遊びをしている。あれだけ集中できるなんて、すごい！」と考えます。

子どもの行動や言動について、ネガティブなことを最初考えついてしまっても、それをいったん置いておいて、ポジティブな言葉に変換する練習しましょう。

子どものよいところ探す

ネガティブ		ポジティブ
走り回って迷惑	→	めちゃくちゃ楽しいんだ！
授業中発言しない	→	深く考えているのかも
なんて短気！	→	思いをストレートに表現できるのね
暗いところがあって	→	物静かな性格
忍耐力がない	→	切り替えが早いのね
ほんとに頑固！	→	信念が強いわ
ノーと言えない	→	相手に寛容なんだわ
口下手な子	→	聴き上手なのね
生意気で困る	→	意志を通す子
おしゃべりな子	→	情報発信力があるのね

❹ポジティブに伝わる言い方を探そう

家庭の中で、お互いに楽しむポジティブな雰囲気をつくるためには、「言い方の練習」も重要です。

同じ言葉でも、言い方によってまったく伝わり方が変わるからです。

例えば「明日は学校で体育がある」というセリフを、とても大きな高い声でニコニコ笑いながら言うのと、下を向いて暗い顔、低くて小さな声で言うのでは、まったく印象が違います。

前者からは、体育が好きで好きでたまらないから、早く明日になって学校に行きたい！　という気持ちが伝わり、後者は体育が苦手で、それゆえ学校に行きたくない……という気持ちが伝わります。

ペアトレ

声の大きさや高さや速さ、そして表情によって同じ内容でも伝わり方が違うことを大人同士の会話で実践してみましょう。その上で、子どもに話しかけるときにどのような伝え方をすると伝わりやすいか、よく研究しましょう。

一般的には、これだけは絶対にやめさせなければならないことを伝える時には、なるべく低い声でゆっくりと、子どもの眼をしっかり見ながら伝えるのが効果的です。

また、ほめる時には、大きな高い声で笑顔をいっぱいにして伝えましょう。

大人が伝え方のレパートリーを広く持ち、それを子どもに見せていると、自然に子どももそれを模倣して表情豊かになり、コミュニケーション上手な脳に育っていきます。

❺失敗談ストック

大人が子どもと交わす言葉のやりとりは、脳育てにとってとても重要な役割があります。言葉のやりとりのポイントは次のとおりです。

●常に「脳を育てる」ことを念頭に置く
●大人は「知恵者、一枚上手」に徹する
●不安があると脳は育たないので、大人は子どもの不安を取り除くよう努力する
●思春期以降は大人は「ちょっと年上の友だち」としてふるまう
●自分自身の経験をいつもまとめておく癖をつける

とくに思春期以降の子どもにとって、大人から「よかれと思って」語られる正論ほど不安をかき立てられるものはありません。なぜなら、このころの子どもの脳はそろそろ「こころの脳」が育ちあがる時期です。何が正しくて何が間違っているかなど本当はわかりきっています。

でも、そうはいってもまだまだ未熟であり完璧ではないため、つい間違ったことをしてみたり、失敗をしてしまいがちです。そんな子どもを見て大人は「このままではロクな大人にならない」

と焦るわけです。そしてつい、真顔で正論を伝えようとしてしまいます。

しかし、本当に大人がしなければならないのは、「子どもの脳をできるだけよく育てる」ことです。そのためには、大人は「知恵者」になって真っ向から正論を打つ以外の手立てで、子どもの脳を刺激しなければなりません。

もっともよくないのは子どもの脳を不安だらけにしてしまうことです。

次は逆効果の最たる例です。

「学校に行きたくない」とつぶやく中学1年生の子どもに対して、「そうやって怠け心を持つ癖をつけてしまうと、どんどん人間が堕落してしまう。将来高校受験もきっと失敗してしまうだろう。下手をするとこのまま不登校、引きこもりになって社会に出られなくなるかもしれない。そんな大人になりたいのか！」と言ってしまう。そもそも子どもが「学校は行かなければいけないのに、自分はどうしても教室に入るのが怖い」と、不安がベースになって学校に行けなかったとしたら、不安をどんどん増幅させてしまいます。

一枚上手の大人は、「学校に行きたくない」とつぶやく子どもを見て、「なるほど、何か不安があるのだな」と察し、対応します。

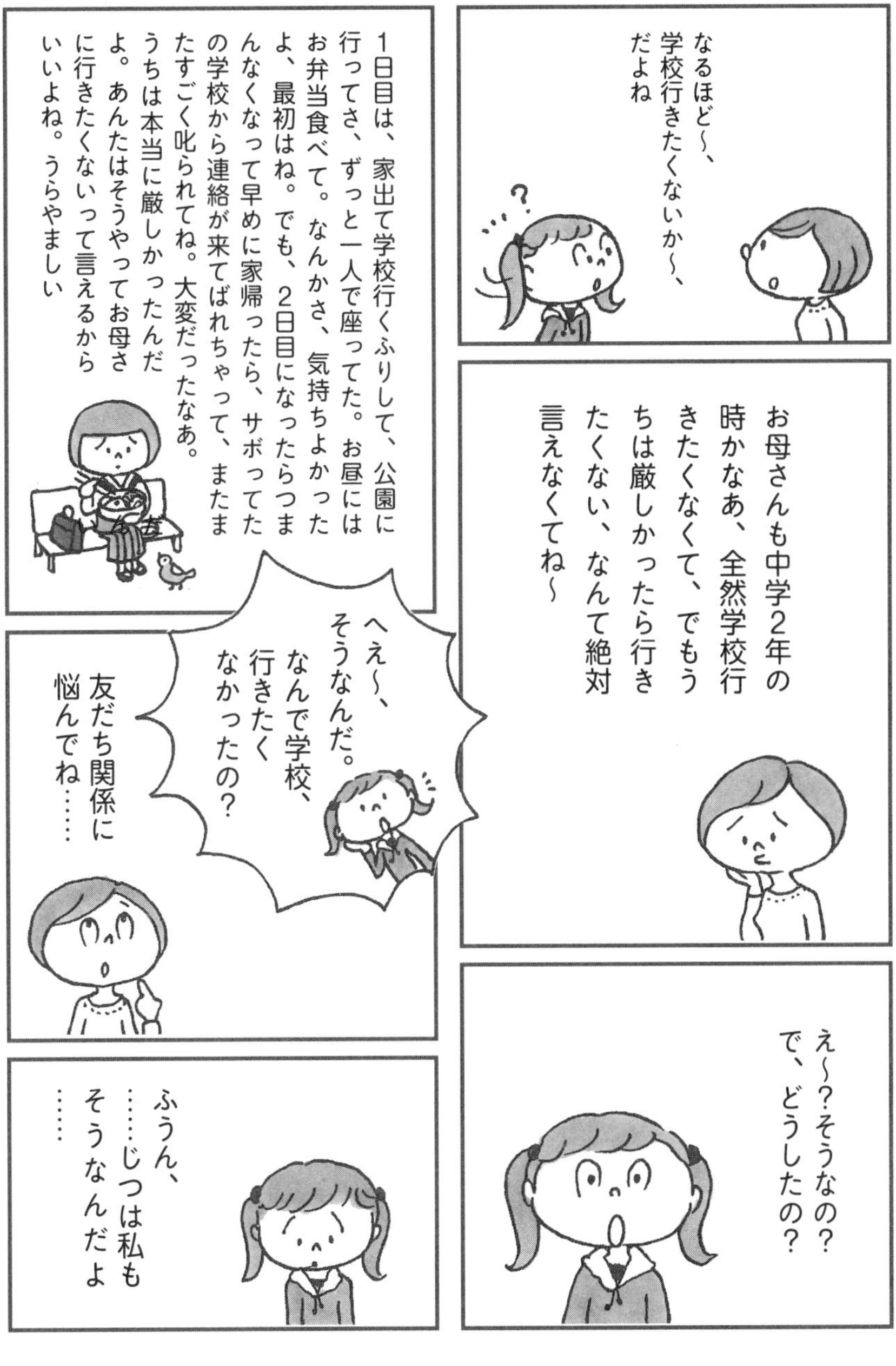

なるほど〜、
学校行きたくないか〜、
だよね

お母さんも中学2年の時かなあ、全然学校行きたくなくて、でもうちは厳しかったら行きたくない、なんて絶対言えなくてね〜

え〜？ そうなの？
で、どうしたの？

1日目は、家出て学校行くふりして、公園に行ってさ、ずっと一人で座ってた。お昼にはお弁当食べて。なんかさ、気持ちよかったよ、最初はね。でも、2日目になったらつまんなくなって早めに家帰ったら、サボってたの学校から連絡が来てばれちゃって、またまたすごく叱られてね。大変だったなあ。うちは本当に厳しかったんだよ。あんたはそうやってお母さんに行きたくないって言えるからいいよね。うらやましい

へえ〜、
そうなんだ。
なんで学校、
行きたくなかったの？

友だち関係に
悩んでね……

ふうん、
……じつは私も
そうなんだよ
……

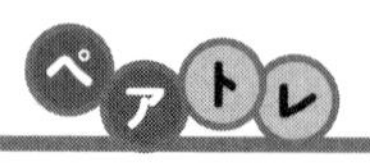

大人は、ちょっと年上の友だちのような立ち位置で、子どもの心がほぐれる「失敗談」のストックをたくさん持ちましょう。

必ずしもすべてが実話である必要はありません。子どもの様子を観察して「友人関係で悩んでいるな」と感じたら友人関係で悩んだというエピソードを、成績不良で悩んでいるようだったら、その話を盛り込んで上手に話をつくって聞かせてあげてください(もちろん実話で適切なものがあればそれが一番です)。

大人は子どもと同列ではなく、一枚上手、知恵者であるべきなのです。

これにより、子どもの不安はずいぶん軽減し、さらに親と対話をしていく中で、自分で善後策を考えて行動することができるようになり、結果として「お互いに楽しむ、ポジティブな家庭の雰囲気」が確立されていきます。

❻ 親はブレない軸を持つ

子どもの脳にもっともよい刺激を与え続けられるのは親

なぜ、家庭での生活環境が子どもの脳の発達にとって大事なのでしょうか。それは、「生活は毎日くり返され」、そして「子どもは通常生まれてから18歳ごろまで、親の元で生活するから」にほかなりません。

ほかのどんな要因と比較しても、親が提供する毎日の生活から与える刺激以上に重要な脳育ての刺激は見当たらないのです。その理由は二つあります。

一つには、「確立された生活習慣」が家庭でつくられることからしか、「からだの脳」がうまく育たないからです。

幼稚園や保育園、小学校や中学校、高等学校も子どもの脳を育てるということにおいて重要な役目を負っています。学校は子どもにくり返し勉強を教えるところですから、とくに「おりこうさんの脳」がどんどん刺激され育つはずです。しかし、家庭での「確立された生活習慣」により、土台となる「からだの脳」が育ってからではないと、うまく「おりこうさんの脳」がその上には積みあがりません。

二つ目は、子どもが生まれてから18年間一貫して同じ脳育てのための刺激を提供できるのは家庭だけであり、学校や幼稚園、保育所からの刺激はあくまで一時的なもので、一貫していない、ということです。

学校では、担任の先生や校長先生が年度ごとに変わりますし、文科省の方針が変更になると、教育の内容も評価の仕方も変わり、それによって子どもが大人から受ける刺激も短期間の間にまったく違った方向に変わったりすることが現実としてあります。

昨年の担任の先生は、授業中に先生を遮って発言する子を「元気で頭の回転の速い子」と評価していたのに、担任の先生が替わり、「授業を妨害する問題児」として評価されることもよく経験します。

教師の主観的評価により子どもの立場が変わることは、本来はよくないことなのですが、一方で、ある意味仕方のないことでもあります。なぜならそれが「社会」というものだからです。

自分は同じようにふるまっていても、周りの人の「捉え方=認知」によって自分に対する評価が変わってしまうのは、教師といえども、それぞれの脳の育ち方や働き方が違うからです。

だからこそ親は、子どもが18歳になるまでに順番にバランスよく脳を育ててあげ、結果、つまらないことや心折れることがあってストレスがかかったとしても、「こころの脳=社会の脳」でなるべくそれをポジティブに捉えられ、解決のためのコミュニケーションをうまく使いこなせ、そしてストレス対処法やリラクゼーションを用いてなるべく早くストレスを小さくしていくことができるように発達させなければならないのです。

「よい」脳を子どもにつくってあげるために、18年間子どもに「同じ評価」「同じ刺激」をくり返し与え続けられるのは、家庭での毎日の生活しかありえないのです。「親がブレない軸を持つ」とは、ペアレンティングの理論の中でも私がもっとも重要で、でももっとも難しいことだと考える項目です。

子どもを俯瞰的・客観的に観察する

子どもを育てる上で、「他人の目」が気にならない親はいません。

乳幼児期には、ミルクを飲む量やハイハイをはじめた時期、おむつの外れる年齢など、いつも周りの子の様子を見ながら「うちの子は大丈夫かしら」と案じています。まさに「心配１００」の状態ですね。

しかし、たいがいどの子も4、5歳になるまでには、おむつも外れ走り回れるようになるので、いったんは子育てにおいて「心配」が減る親が多いものです。

ところが、小学校入学と同時に状況が一変します。学校においてはテストや通信簿など、成績を評価されることがたくさん出てきますので、親としては再び、「他人の目」を意識しはじめます。成績だけではなく、前述のように学級においては、担任の先生の主観的な評価によってさまざまなことを指摘されることもあります。また子どもが同級生に手をあげたり、逆にいじめられたりといった問題が起こることもあり得ます。

このような事態に陥った時に、大きく「軸がブレる」家庭が見受けられます。それまではずいぶん「信頼」の割合が大きくなっていたはずなのに、学校から「お子さんが授業中に勉強に集中しないで、ほかの子にちょっかいを出して大変です」と伝えられたとたん、いきなりまた「心配」の度合いが急増してしまう。「教師の目」「他の保護者の目」を気にし、おむつ外し競争のごとく自分の子と他人の子を比較してしまうからです。

そして、子どもをなんとか矯正しようと、叱ったり怒鳴ったりなだめたり交換条件を出したりして勉強に集中できる子にしようと対応しますが、子どもはその親の対応によって、学校からはもちろんのこと、安全基地であるはずの家庭と家族からさえも自分が「信頼されていない」ことを痛感するため、大きな不安を抱きます。その不安が対人恐怖を引き起こして引きこもったり、その不安が攻撃性と転じて、さらに問題行動が増悪したりすることが往々にしてあります。

脳育ての理論から言えば、小学校低学年はもちろん、小学校高学年、中学生になってもまだまだ「こころの脳」が完全に育ちあがっていなくても当たり前です。ペアレンティングと脳の発達の知識がしっかりと入っていさえすれば、親は「まだまだ学校という社会の中で、完璧に自分の脳で考え行動するまでには至っていないのは当たり前」と判断することができます。

子どものことを一面からしか、そして一時期しか見ていない大人たちの見え方と、長い横軸で見続けてきた親としての見え方は違います。

学校から「お子さんが授業中に勉強に集中しないで、ほかの子にちょっかいを出して大変です」と伝えられた時に、「すみませんでした」と先生に謝罪することは親として必要なことですが、ペアレンティングがきちんとできている親なら、子どもを頭ごなしに叱ったりすることはありません。

なぜなら、家で毎日自分の役割である洗濯ができていたり、悪いことをしたらきちんとした文章で自分の気持ちを伝え謝ることができたり、疑問を持ったことは質問する様子を生活の中でずっと見ているので、自分の子どもが授業中まったく集中できず他の人に迷惑をかけることをいとわない人間であるなんて思わないからです。

子どものことを「信頼」した上で、冷静に子どもの気持ちを引き出し、なぜ授業中に集中できないのか、なぜほかの子にちょっかいを出してしまうのかを聞き出せるはずです。

子どもは、自分が信頼されていることを敏感に察知します。そして、信頼してくれる親を裏切らないように、よりよい行動をしようと努力をするように脳が育っていきます。

「ブレない軸」を持つ親のもとでは、たとえネガティブなことが学校や社会で起こっても、子どもはそれを逆にポジティブに転化してむしろどんどんよく育つことができるわけです。

Column

よいペアレンティングをサポートする

成田は、15年ほど前から軸がブレた子育てをされている方が多いことが非常に気になっていました。そんな時、茨城県発達障害者支援センターで同じ考えを持つ上岡に出会いました。

そして、ブレない軸を持つためのペアレンティングを伝授する場所をつくりたい！　という使命感に突き動かされ、二人が中心となって2014年に、同じ考えを持つ専門家たちと共に「子育て科学アクシス」という自主事業をはじめました（ちなみに、アクシスとは「軸」という意味を持ちます）。小児科医・臨床心理士・社会福祉士・教育カウンセラー・看護師からなる多彩な専門職集団です。

ここで主におこなっているのは子どもの支援ではなく親の支援です。会員はペアレンティング、つまり「親が子に与える、脳を育てる生活環境」についての理論をワークショップ形式で学びます。確立された生活習慣づくりのヒントや子どもをもっともよい方向に導く言葉かけなど、それぞれの生活形態に即して伝えていきます。また、個別の相談やリラクゼーションのアートワークなどもおこない、軸がブレそうになってしまう時の支えになろうと心がけています。

さらに、月に一日の「こどもの日」も設けて子どもたちだけのグループ活動をしています。これは、療育や教育とは一線を画した目的の活動で、簡単にいうと「君はそのままでいい」というメッセージを伝えるための場です。学校では比較され、評価されることが多い子どもたちです。とくに悪い評価を与えられがちな子どもにとって、本来は家庭がブレない軸となるべきなのは前述のとおりなのですが、当事者の親にとっては、それが難しいのもまた事実です。

私たちは、子どもたちだけの小集団活動をおこない、そこに専門家が介在することで、学校のように止めたり叱ったりすることなく、ありのままを認めることをおこないます。子どもを決して否定しない関わりを持つことにより、子どもたちは本来のよさを発揮しはじめるので、その事実を親にフィードバックします。その上で今度は、子どものよさが引き出される関わりを家庭で再現してもらうべく、家庭での言葉かけや遊び方について具体的に助言します。

このようなプログラムを併用してもらうことで、驚くほど子どもと親の様子が変わる、という事例をたくさん経験しています。ペアレンティングの理論から言えば当たり前と言えば当たり前なのですが、以前なら投薬治療の対象としか考えられなかった子どもたちとその家族が、まったく薬も使わずに本当によくなっていくことを目の当たりにするのは、驚きでもあり喜びでもあります。

私たちの目標は「生涯・家族ぐるみの支援」です。学校や福祉事業のように一時期だけ、子どもだけ、というのではなく、親子（主に親）を生活ごと支えて、一生涯の幸せを獲得してもらいたいという願いで活動しています。

序章でご紹介したA君やBちゃんのように、成人した時にだれよりもよく育ちあがれるように、確立された生活習慣」づくりからしっかりと支援をしています。

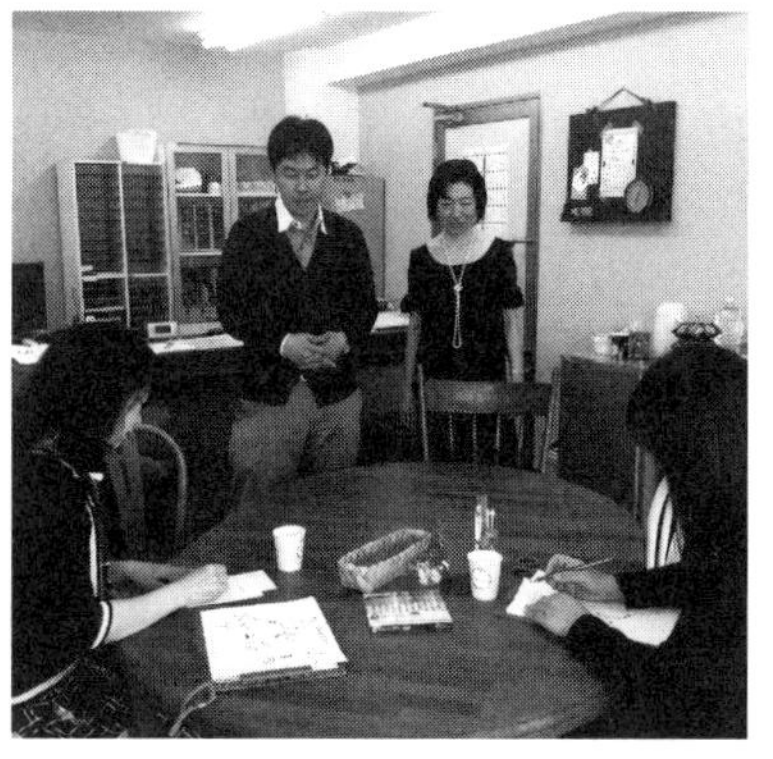

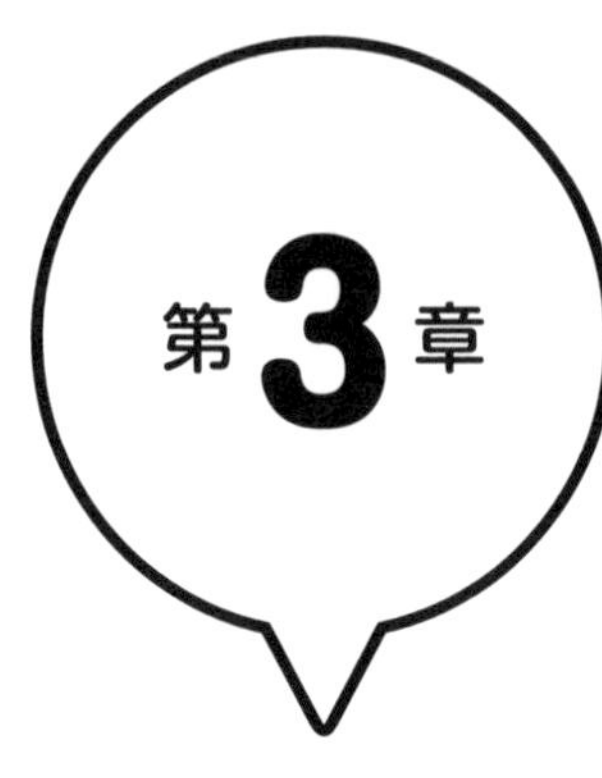

家庭でできる前頭葉の鍛え方

1 「さらによい脳」を育てる生活

「朝勉」のすすめ

ここからは、さらなるステップアップをめざした脳育てについて、お伝えしていきます。

脳の育ちのカギを握るのは、なんといっても家庭での生活でした。

例えば小学生の場合、子どもの1日24時間のうち、平日学校で過ごす時間が占めるのは、だいたい9時間前後です。残りの15時間は、基本的に家庭での生活から刺激を受けています。その15時間を各家庭でどのように使うかで、子どもの脳の育ちは違ってきます。

小学生なら、そのうち睡眠時間を9時間確保しさえすれば、まずは「からだの脳」の育ちはOKであると言っても過言ではありません。

次に、残りの6時間のうち食事やお風呂など生活に欠かせない行動に使う時間が約3時間必要です。すると、残りの生活時間は3時間程度になります。

子ども同士で放課後外遊びをしたりすることも大切な脳育ての刺激ですから、これをカットするわけにはいかないでしょう（現代では子ども同士集まってゲームをしている、なんていう外遊びも多いようで、本当の脳育てに役立っているか疑問ですが……）。すると、残りはわずか1・5時間程度になります。

その1・5時間で、あなたはどうやって子どもの「さらによい脳」育てをめざしますか？

多くの親はここで前頭葉を鍛える手立てとして「自宅学習」を思いつかれると思います。帰宅して、なんとかして机に向かわせようと子どもを叱咤激励しながら、夕食後の時間を費やしている家庭は多いでしょう。

でもよく考えてみれば、1日学校で勉強や運動をしてきて、その上放課後も遊んだあとの子どもの脳は疲れ果てています。とくに、もっとも高度な脳の部位である前頭葉はすでに疲労困ぱいです。さらに夕食を食べたあとは、消化に多くのエネルギーが費やされます。

脳を車に例えるならば、夕食後に大量の宿題を効率よくさせようとすることは、朝から止まらずに長距離を走り続けてオーバーヒート気味な上にガソリンもなくなっている車のアクセルを全力で踏み込んで「もっと早く、もっと効率よく走らんかい！」と攻め立てているのと同じだということです。

残りわずか1・5時間の生活時間を学習に充てようと思うなら、睡眠でしっかりリセットされ、新しい刺激を受け入れる態勢が整っている、起床直後がベストということになります。

だから、私たちは常に「朝勉」をおすすめしているのです。

朝の学習は、もっとも高度な脳である前頭葉を効率よく使って短時間で生産性を上げることができます。

例えば夜なら1・5時間かかる課題も、朝なら1時間、もしかすると0・5時間でこなすことができるものです。朝勉のよいところは、「終わりの時間が決まっている」ところです。夜はどうしても、だらだら際限なく続けてしまいがちですが、朝は学校や仕事に出かける時刻が決まっているので、どうしても「急いで」「早く」終わろうと頑張るようになります。

この、一定量の作業をこなす速度のことを、脳科学では「処理速度」といいます。これは、まさしく前頭葉の機能です。

入学などのための「試験」は、基本的には「試験時間内にできるだけ多くの問題を正確に解き、正答を解答欄に記入する」ことが求められます。その結果が上位であった人から選ばれます。つまり「短時間にどれだけ正確に多くの作業ができるか」がもっとも重要な課題です。脳科学的には「処理速度をどれだけ上げられるか」「注意・集中をどれだけその試験時間に高められるか」

ということになるのです。

処理速度を高めるためには「くり返し同じ刺激を入れて、できるだけ短い時間でたくさんの情報を正確に処理する訓練」をすることが大切です。

注意・集中を高めるためには、だらだら気を散らしながら長い時間を費やすのではなく、「やる時は短時間でいいので、一気にやる訓練」をすることが大事です。

子どもが「本当に行きたい学校をめざす」ことになった時のために、大人は、とくに意識して子どもに朝勉の習慣を確立して「さらによい脳」を育てておくことがおすすめです。

小学生の1日の生活プログラム

学年により異なりますが、自宅学習の時間は、基本的には朝1時間以内で十分です。それよりも大事なのは、限られた生活時間をしっかり有効活用して、子どもの前頭葉を育てる・鍛える刺激を意識した関わりを大人が持つことです。

表❶を見てください。朝5時に起きて6時半に朝食を食べはじめるとするならば、それまでの時間を学習だけに充てるのではなく、むしろ学習は30分ほどで手早く片付け、読書やプラモデルづくりなどの趣味の時間にしたり、親子で散歩やちょっとした運動をしたり、朝食の料理をしたりということに使えば、「さらによい脳」が育ちます。

食事もできるだけお箸を使う和食をメインにして、テレビを消し、家族で会話をするようにすれば、「さらによい脳」育てに役立ちます。

下校しておやつを食べている時に親子で交わす会話に気を配れば、これも「さらによい脳」育てに役立ちます。お風呂は早めに入り、家の仕事を分担させてさっさと夕食を準備して食べ、片付けも早めにすませます。

そうすれば、就寝時刻までに家族で前頭葉を鍛える遊びをする時間が生まれます。トランプやすごろくでもいいし、パズルや言葉遊びなども効果的です。もちろん、家族でレゴを組み立てたり、図鑑をいっしょに眺めたり、ちょっとしたアート（塗り絵や折り紙、切り絵など）をすることも、大変おすすめです。

時間がない日は、寝付くまで親子でしりとりをするだけでもよいのです。ことさらに「脳を鍛える」ことを意識する必要はありませんが、個々の家族が個室に引きこもってメディアに没頭するような生活は絶対にNGです。

表❶　小学生の１日の「さらによい脳育て」生活めやす

午前５時	起床	
		朝活：勉強、読書、趣味、散歩、料理など
午前６時半	朝食	お箸を使う、会話を楽しむ
		排便、登校準備
午前７時～７時半	登校	
		学校
午後３時半～４時	下校	
		おやつ、今日の出来事、外遊びなど
午後５時半	入浴	
		家事、料理など
午後６時半	夕食	お箸を使う、会話を楽しむ
		後片付け、家族で前頭葉鍛え遊びなど
午後８時	就寝	

2 科学的な実証から知る前頭葉の鍛え方

◎前頭葉の機能をランダムに刺激する

前頭葉の中でももっとも高度な機能を担っている部分である前頭前野においては、高次脳機能と呼ばれる種々の働きが人間特有の社会活動や知的活動を支えています。

高次脳機能には、行動の開始、論理的な思考と判断、計画、情緒、短期記憶、行動の抑制、自己の客観化、空間認知、注意・集中、言語表出などたくさんの要素が含まれます。前頭葉を鍛えるといっても、それらのどれか一つだけ取り出して鍛えればよい、というものではありません。

前頭葉が完成期を迎えるのは9歳から11歳ごろ以降です。その年齢までは、生活や学校での学習、遊びやスポーツでの身体活動などが、「刺激」として脳にランダムにどんどん入ってきては、整理整頓がなされないまま神経細胞同士のつながりであるシナプスを増やしていきます。

そして、9歳から11歳ごろにかけて前頭葉において「刈り込み」と呼ばれる神経回路の整理整頓現象がはじまるのです。

神経回路の整理整頓とは、「もっとも効率よく刺激を伝えられるように、むだなシナプスを刈り取り、残った重要なシナプスを強化してより早く刺激を伝えられるようにする」ことです。

例えば、「あめを3個ずつお友だち3人に渡すと9個」「3＋3＋3＝9」「3x3＝9」は全部同じ内容の計算ですが、最終的にもっとも効率のよい「さざんがく」を強化して、より速く伝えられるように神経回路を刈り込むことで、計算が素早くできるようになる、というイメージです。

よりよい機能を持つ前頭葉を9歳以降に完成させるためには、3歳から9歳ごろまでに取捨選択のオプションを増やす、つまりシナプスの数が多いほどよい、ということになります。ランダムに多種類の刺激が頻回に脳に入ること、これが9歳以降に完成する前頭葉をよくする決め手になるのです。

そう考えると、ごく小さい時から週に3～4日以上スイミングに通わせるなど、同じ習い事を頻回にくり返してさせることよりも、前頭葉の機能をランダムに刺激する種々の遊びや仕事を家庭で意識しておこなわせるほうが、最終的に「さらによい」脳育ての効果が期待できるということです。これが、ペアレンティングの威力です。

決して幼児期からの習い事が悪いというわけではありません。ただ、十分な睡眠時間を確保しつつ、さらに生活から脳刺激をたくさん与えるためには、外にわざわざ出かけて習い事をさせるために使える時間はおのずと限られてしまう、ということなのです。

◎前頭葉を効率的に活性化させる

語彙想起ゲーム

言語中枢は前頭葉ではなく側頭葉（通常は左側）に位置しています。私たちが物事を考える時には、必ず、側頭葉にしまってある言葉、つまり語彙（ごい）の中から必要なものを前頭葉に選び取って運んできて状況に応じた文章構成をする、つまり「論理思考」をおこないます（図⑨）。

すばやく必要な語彙を想い出して前頭葉に連れてくることができる能力を高めるのが「語彙想起ゲーム」です。

就学前の子どもからできます。

「『た』のつく言葉！」と声かけして、家族で1分間に何個言葉を思いつけるかを競う簡単なゲームです。実際に医療現場で認知症の検査に

図⑨　脳の言語を使って考える仕組み

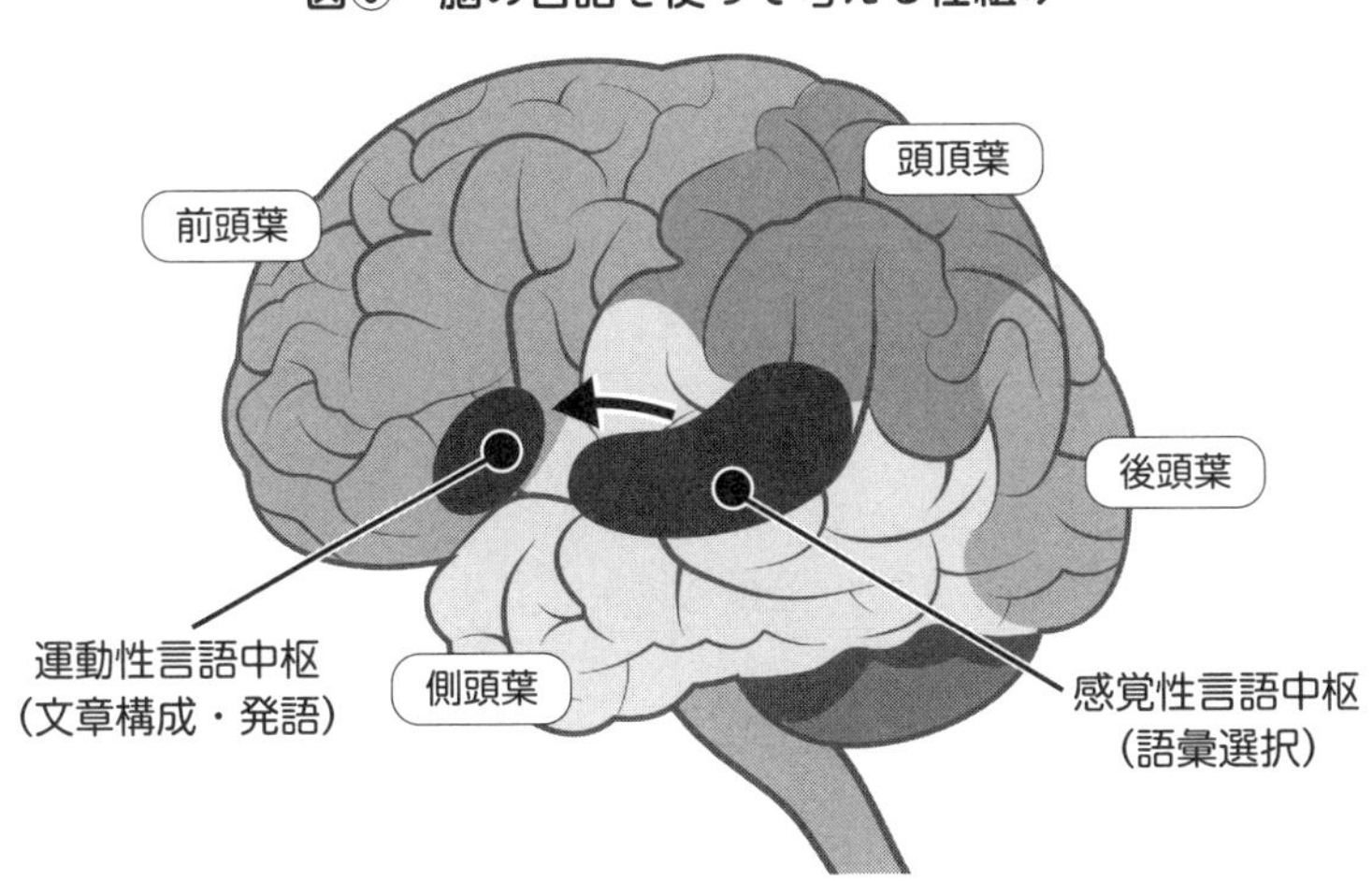

も使われているくらい、前頭葉の機能を如実に反映します。大人なら、「た」とか「か」など比較的簡単な文字で、1分間に12個以上できたらとりあえず（認知症の疑いは晴れて）安心です。「さらによい」脳を育てるためには、「ざ」や「ね」などちょっと難しいものも含めて、どの文字が頭に来ても1分間で20個以上すらすら出てくることをめざしましょう。

例　た　タンス／タンカー／タイル／タイツ／タッパー／タンドリーチキン……

日常的にこのゲームをくり返していると、子どもたちは自然に、お母さんやお父さんを負かしたい！　だから、もっともっと語彙を増やそうと積極的にいろんな分野の言葉を取り込もうとするようになります。テレビやラジオからはもちろん、自分から図鑑や本を読むこともいとわなくなります。

前頭葉を活性化する

「め」のつく言葉は?
めんたいこ
メキシコ
メロン
めんぼう
めだか

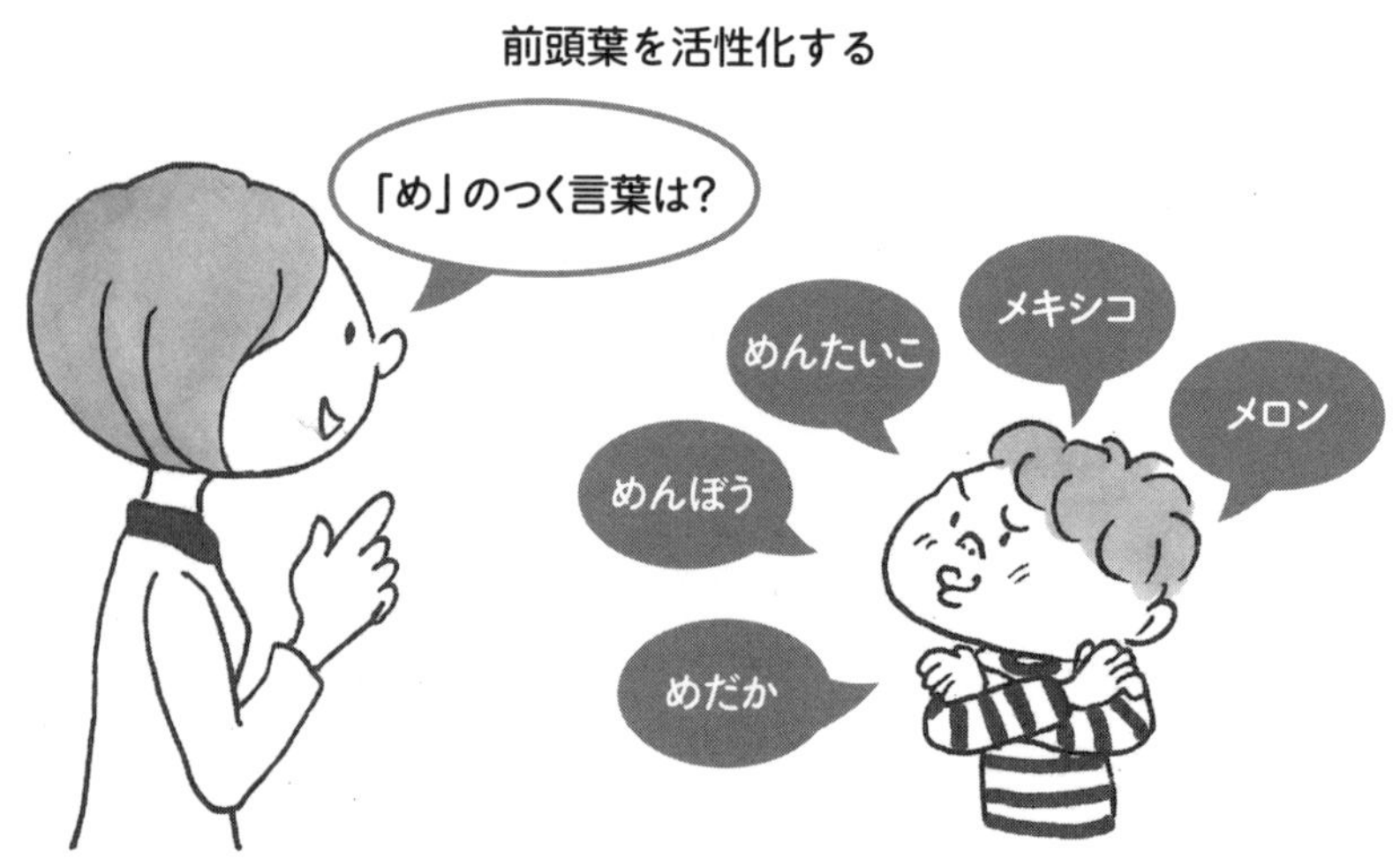

しりとりゲーム・音読・会話

しりとりも、だれでも知っている簡単なゲームですが、語彙をたくさん想起する刺激になります。

図⑩を見てください。これは、近赤外線酸素モニターという、前頭葉の機能を簡単にリアルタイムで測ることができる装置を利用して、８歳の子どもの前頭葉の脳血流量を測定しながら、「絵本の音読（しらゆきひめ）」「会話（実験者と）」「しりとり（実験者と）」をおこなってみた時のグラフです。

図⑩の右の網の部分が、実験者と８歳の子がしりとりをはじめた時の前頭葉の血流量の変化です。面白いことに自分が答える順番になると上がり、相手の番になると下がるという現象が認められました（右の⇩の箇所）。

図⑩　近赤外線酸素モニターを用いた前頭葉機能（血流値）測定（8歳健常女児）

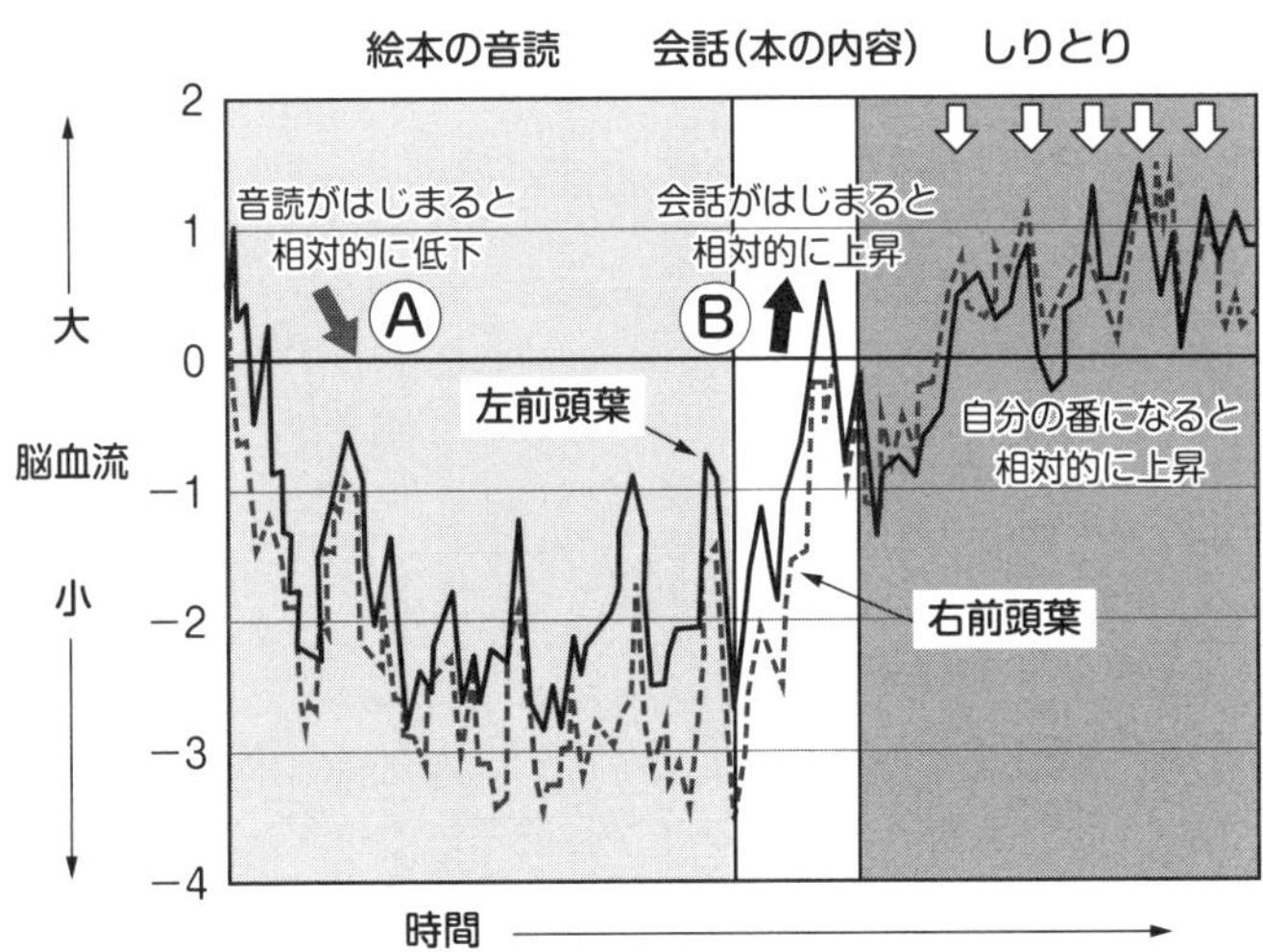

これは、しりとりが前頭葉の刺激になっていることを示します。最近の研究では、前頭葉はただ活性化すればよいというものではなく、刺激に応じて緩急のついた反応ができることが大切であると考えられています。まさに、しりとりはこの能力を高める遊びといえます。

さらに、図⑩の左の部分を見てください。

8歳の子に、測定装置を装着しデータが安定したところで絵本を音読してもらったところ、意外なことに音読開始と共に前頭葉の脳血流がどんどん低下していくことが観察されました（左の網の部分、Aの矢印）。

次に、音読をやめて、実験者と会話（「しらゆきひめはどこに行ったの？」「小びとさんは何人？」など絵本の内容に関する質問をして答えてもらう）をはじめると、今度は前頭葉の血流量がぐんぐん上昇しました（白い部分、Bの矢印）。その後しりとりをはじめるとさらに血流量が増していき、答える時には上昇し相手が考えている間は下がるという動きが見られたのは前述のとおりです。

8歳の女の子の脳の中で、わずか15分にも満たない実験時間中に、これだけ前頭葉の機能がくるくると変化していたのです。

意外かもしれませんが、音読という作業は、じつはあまり前頭葉には刺激になっていない、つまり前頭葉の活性化には役立っていないのも事実です。

ただし、脳全体というわけではなく、あくまで「前頭葉の活性化」にはということです。音読が開始されると、それまで前頭葉にあった血液が脳の他の部分（視覚野がある後頭葉や言語中枢がある左側の側頭葉など）に流れてしまい、前頭葉は相対的に血流が下がるため活性値としては下がるのだと思われます。ですから、絵本の音読は、脳全体から見れば刺激になり、一般的な脳育てには役立ちます。

しかし、「さらによい」脳が育つと、むだな脳疲労を避けるため、前頭葉を効率的に使うことができるようになります。とくに、本や文章に慣れ親しんでいる子どもにとっては、『しらゆきひめ』などよく知っている話や単純なお話の音読、読み聞かせ、そして一方的に情報を流すテレビを見ることなどは基本的に前頭葉を使わなくてもできる作業です。

この8歳の女の子はよく本を読む習慣があり、すでにある程度脳がよく育っていたので、脳を効率的に使う習慣がついていました。そのため、「今知った内容についての短期記憶を呼び起こして質問に答える」論理思考が

音読の後に質問する

小びとは
何人でて
きた？
どんなおうた
うたった？
7人
ハイホー
しらゆき
ひめ…

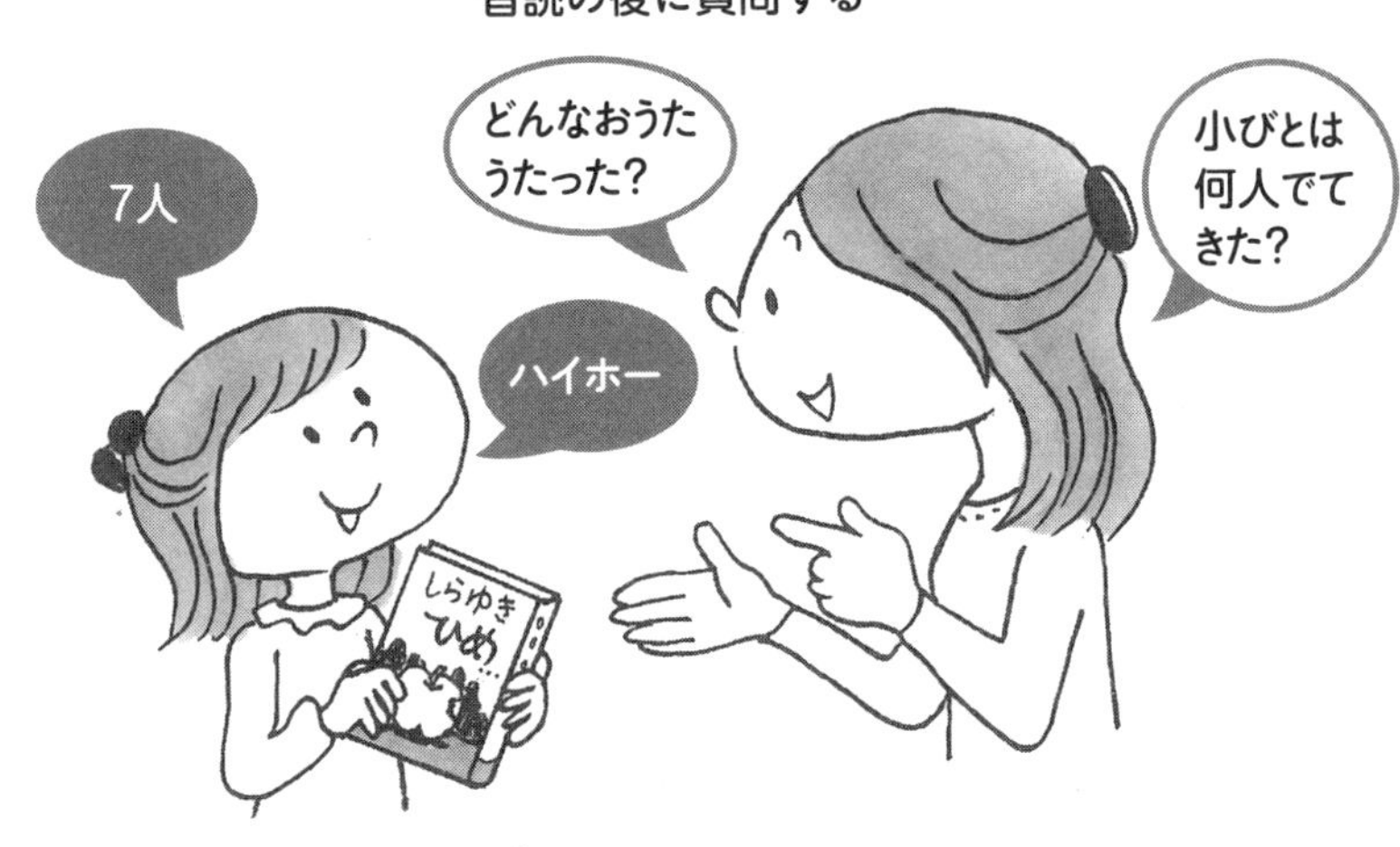

必要な場面では、瞬時に活性化してきちんと前頭葉を使えていました。前述したように、前頭葉においては、刺激に応じて緩急のついた反応ができることが大切なのです。

小さい時から音読、読み聞かせ、テレビの視聴などのあとには、その内容について大人が簡単な質問をするなど、必ず会話をおこなう習慣を生活の中でつけておくこと、さらにしりとりなど相手と順番に答えるゲームなどを多用するとよいでしょう。脳を休ませっぱなしにせず、緩急つけて働かせる癖をつけやすくなります。

◎計画力・段取り力を鍛える

「まめっ子くん®」の実験

とくに睡眠時間を十分確保しなければならない学童期の子どもにとって、家庭で生活できる時間は本当に限られています。その限られた時間の中でより多く前頭葉を刺激しようと思えば、必ず毎日摂らなければならない食事の時間を活用することがとても大事になってきます。

写真Aを見てください。株式会社フジッコが開発した知育ゲーム「まめっ子くん®」の写真です。

お皿においてある大豆を、片手に持ったお椀のくぼみに一粒ずつお箸でつまんで移していき、

1分間で何個移動させられたかを競うゲームです。毎年全国で記録大会がおこなわれていて、小学校単位で選抜チームをつくり、記録更新・全国優勝をめざしてたくさんの子どもたちが挑んでいます。

私たちは、株式会社フジッコから依頼を受け、「まめっ子くん®」をおこなっている時の前頭葉の機能を測定して、脳育てや認知症予防への効果を検証しました。

実験をおこなっている時の様子が写真Bです。黒いヘアバンドのようなものを頭に取り付け、リアルタイムで前頭葉機能を測定しながら、「まめっ子くん®」を1分間おこなってもらいました。

被験者は、小学生、大学生、そして60歳以上のシニアの方までご参加いただきました（詳しくはフジッコHPで公開中です（http://www.

写真A　株式会社フジッコが開発した知育ゲーム「まめっ子くん®」

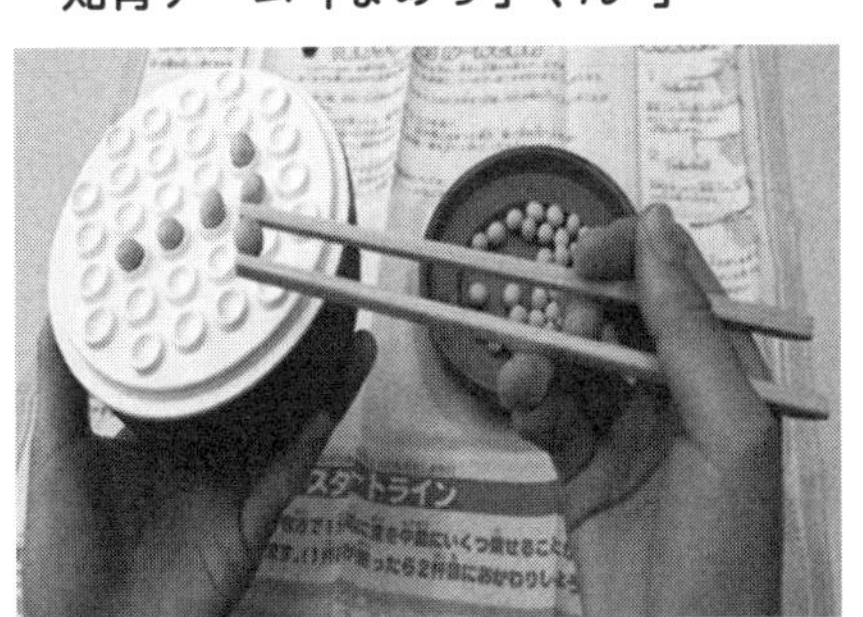

写真B　実験をおこなっている様子

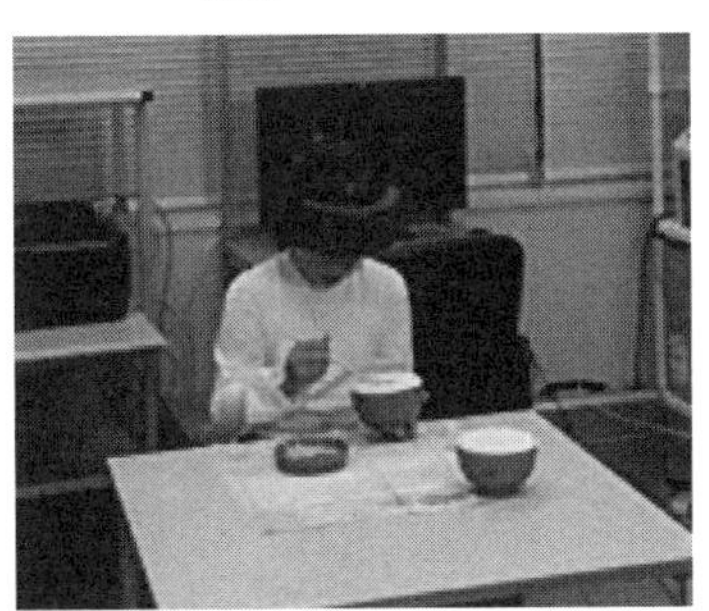

お皿においてある大豆を、片手に持ったお椀のくぼみに一粒ずつお箸でつまんで移していき、1分間で何個移動させられたかを競う

fujicco.co.jp/mamecco/topics/brain.html）。

図⑪は、この実験をおこなった時の参加者13名の移せた豆の平均の個数19・5粒よりずっと多い24粒を移せた、66歳女性の前頭葉血流量の測定結果を表しています。

「まめっ子くん®」の作業中に右前頭葉、左前頭葉、共に大きく脳血流量が上がっています。「まめっ子くん®」は、小さな豆を視覚で認知して、その距離を前頭葉の空間認知の機能を駆使して測り、その情報をもとに手を細かく動かし（巧緻性）、豆を箸でつかんで、落とさないよう注意・集中しながら運び、うまく空いた穴にはめ込む作業です。これは前頭葉の機能をフル活動させることになります。

空間認知の機能は主に右の前頭葉が担っていると考えられているので、この女性のように、右の前頭葉が優位に働く方も多かったのですが、なかには左の脳（主に論理思考を担うと考えられている）を優位に使っている方もいて、個人差がありました。しかし、左右の優位性が

図⑪　66歳女性の前頭葉血流量の測定結果

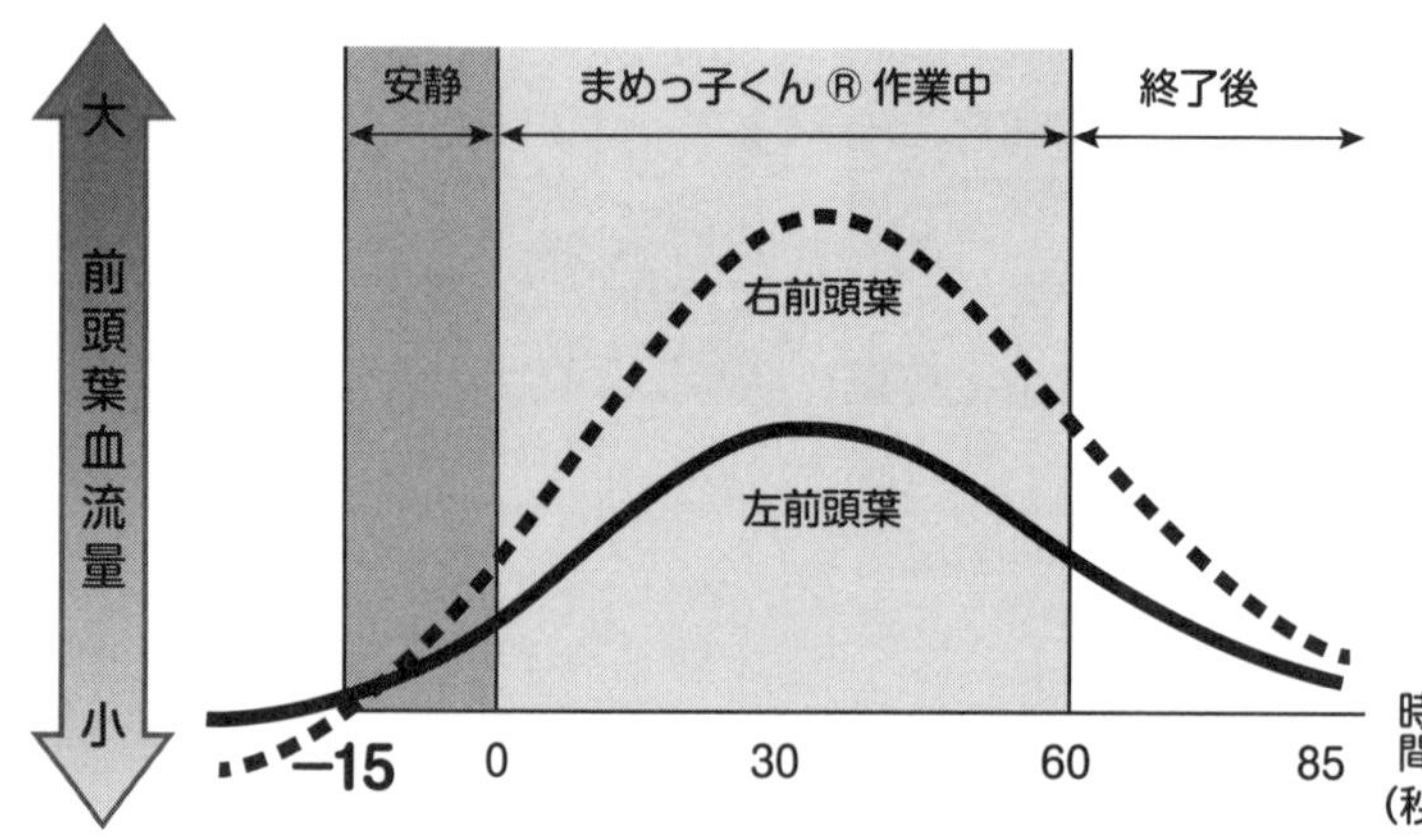

移動できた豆の数と関係があったわけではありません。

この女性の場合、前頭葉の血流量が上昇しているのは１分間の実験の半ば過ぎまでで、それ以降は左右とも下降していることがわかります。

この傾向は今回、平均値より多くの豆を移せた参加者に共通して見られました。つまり、この実験でもしりとりの実験同様、前頭葉をよく使える＝豆粒をたくさん移せる人は、脳を効率的に使い、必要ない時には前頭葉を休ませることができている傾向が見られたのです。

さらに、豆の移動数の成績のよい人に共通のもう一つの特徴が見つかりました。

図⑪の、「まめっ子くん®」の実験がはじまる前の安静時間15秒間の変化を見てください。左右とも、すでに右肩上がりの曲線を描いており、前頭葉の血流量が上がってきていることがわかります。女性は、まだ「まめっ子くん®」をおこなっていない時間に、すでに左右の前頭葉を盛んに活性化しています。これは、前頭葉の重要な機能の一つである、計画力を発揮していると考えられるのです。

実際、この女性に「はじまる前の安静時間は何を考えていましたか？」と実験後に質問したところ、「お皿とお椀のだいたいの距離とか、どの穴からどの向きに豆を順番に入れようかとか、盛んにイメージトレーニングしていました」という回答でした。そして、実際に豆を移す作業がはじまってだんだん「手が慣れる（距離がわかる、順番がわかる）と、「何も考えないで手だけを動かしていた感じ」になったということです。速やかに前頭葉の活性を下げて、効率よく、脳をむだに疲れさせずに課題を遂行し続けていったと考えられます。

この方が、「さらによい」脳を持っていることがわかります。

何か課題をおこなう前にあらかじめ脳内で前頭葉を活性化して計画（段取り・戦略思考など）をすることが、課題の遂行率に影響を与えるという事実は、近年脳科学の分野ではとても着目されています。(*)

（＊）Oboshi Y, Kikuchi M, Shimizu Y, et al.:Pre-Task Prefrontal Activation during Cognitive Processes in Aging: A Near-Infrared Spectroscopy StudyPLOSONE 9(6);e98779,2009.

お箸で食べよう・料理をしよう

「まめっ子くん®」は、食事という生活動作に密着した知育ゲームです。実験からは、前頭葉における注意・集中や計画（段取り、戦略思考）の力を育てるためには、生活の中で食事の時間を疎かにしないことが大切であるということがわかります。

家庭での食事は、スプーン・フォークを多用するよりは、細かい巧緻性が要求されるお箸を使う機会を多くしましょう。それだけで、前頭葉を活性化する刺激になります。そして、ご飯粒やお豆、なめこなどつかみにくいものをお箸でつかむ機会や、大きなものをお箸で小さく切る機会などを意図的に増やせば、注意・集中の機能をさらに鍛えるので効果的です。

さらに、たまには食事の時間に遊びを取り入れることで、前頭葉を意図的に鍛えます。

まだ小さい子であるなら枝豆をさやから押し出す数を競う、大きい子なら「まめっ子くん®」と同様、豆を皿から小さな器に移し入れるゲームでもいいでしょう。

豆を何種類か（大豆、小豆、空豆、枝豆など）混ぜておいて、それぞれ入れる容器を別にすることで、注意・集中の力を鍛えられます。はじまる前に15〜30秒程度の「作戦タイム」を意図的に取ることで「計画」の力を鍛えます。慣れてきたら、生米や胡麻など小さい粒のものにして難易度を上げると、自然に、手と目の協応（前頭葉の空間認知力を使います）や注意・集中の力も高まります。おかずのから揚げ１個増量などちょっとした賞品を付けると盛り上がります。

料理も積極的にさせましょう。

そもそも料理というのは、そのすべてが脳育てに役立つと言っても過言ではない作業です。自分の食欲と、今必要な食べ物は何かを感じ取るのは「からだの脳」です。それを献立として調べたり材料をそろえたりするのは

食事や料理で前頭葉を鍛える

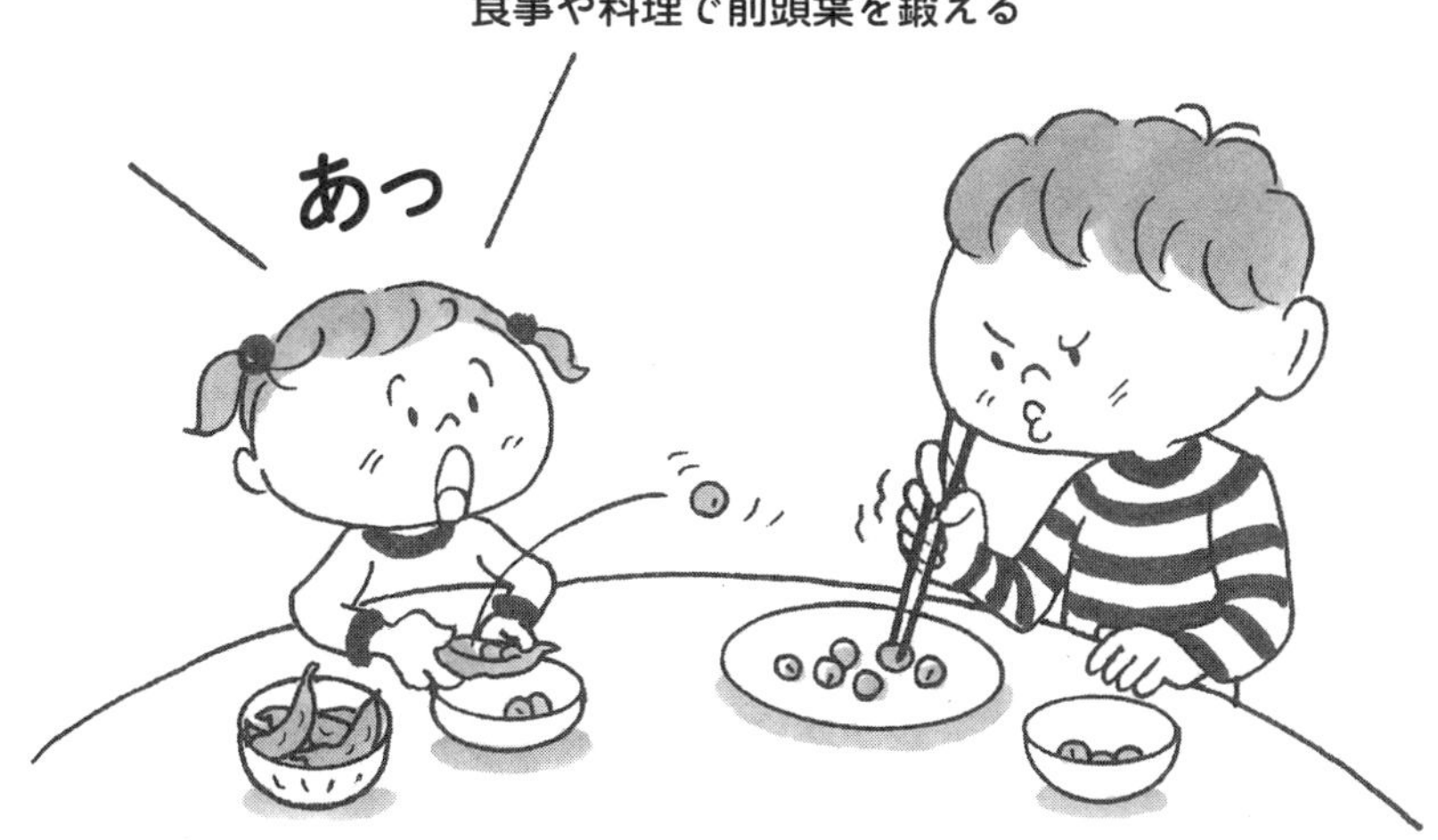

「おりこうさんの脳」です。さらに、材料を切ったり削ったりおろしたりといった手指の巧緻性、手と目の協応を用いて下ごしらえをしますし、火や油といった危険物を最大限注意・集中して取り扱います。できたてを家族全員でいただくためには、しっかり段取りを計画して同時進行で何種類かのメニューの調理を進めていかなければなりません。これらすべては、「こころの脳」、つまり前頭葉の仕事なのです。

私たちはアクシスで、子どもが2歳の時からどんどんキッチンに入れて、できるところから料理に参加させることを提唱しています。今は、子どもが危険な目に遭わないようにと、先回りしてキッチンの入り口に柵を置いて、入れないようにブロックしているおうちも多いのですが、脳は経験しなければ学べません。

例えば、60℃程度のお湯に指先で触って「熱い」と感じて手を引っ込めたり、氷をつかんで「冷たい」と手を放す経験をさせることは、次から「自分で回避」する「からだの脳」を育てます（もちろん大きなケガをしない程度に、です）。失敗を通じて学ぶことで、いつしか自分で成功できる、自分の命を守れる方法を学び取るから、子どもは次の難しいステップに挑戦したくなるのです。いつまでも親が先回りして失敗を経験させないと、大きくなっても自分から手を出さなくなります。

逆に、2歳前後から、「卵を割る」「混ぜる」「フライパンに流し込む」「フライ返しで裏返す」といった一連の流れを実際にやらせていると、卵を割る時の力加減やこぼさないで混ぜるために必要な器の大きさ、フライパンに流し込む時にどこを触ってはいけないか、焦がさず裏返すタイミング、などを数多くの失敗から自然に学びます。

小学生ごろまでは、まだまだ前頭葉は完成していませんので失敗も見受けられますが、それでもくり返しやらせていると、中学生以降になると、びっくりするくらい上手に卵焼きがつくれるようになります。

これは「お手伝い」ではなく、「生活」であると私たちは考えます。ミルクを飲ませてもらっていた赤ちゃんがいつの間にかスプーンでご飯を食べさせてもらい、そのうち自分でスプーンやお箸を使い自分でご飯を口に入れられるようになる。そこで発達は終わりではないのです。その続きとして、今度は自分の食べる料理を自分で道具を使って作成できるようになるところまでが一続きの脳の育ちであり、そこに家庭生活は大きく関わってきます。

生活活動とは、料理だけではありません。家事全般をできるだけ効率的に失敗なくこなしていくためのよりよい計画と戦略が立てられるように育てることが、「さらによい」脳育てに不可欠です。

「さらによく」育った脳を持つ子は自分の生活力に自信がありますので、早く自立したいと考えます。親に頼らず自立できる人間とは、私たちの考える「さらによい脳」がうまく育った人間です。

◎抑制機能を鍛え我慢力を養う

色あてゲーム

「キレる子」という言葉をよく耳にします。自分の衝動を抑えられずに人に暴力をふるったりして学校などで問題になります。我慢する力が不足しているのです。これは、「こころの脳」、つまり前頭葉機能の問題です。

前頭葉には抑制機能という働きがあります。最初に脳に入ってきた刺激に対して反射的に反応するのではなく、いったんその情報を判断して抑制した上で、正しい考え方や反応を選択して表出していくという働きです。我慢力ともいえるこの前頭葉の機能は、人間らしい社会の平和と秩序を保つために、また短絡的な考え方にとらわれず、深く思索し人間らしい考えや意見をつくっていくために、とても必要な機能です。

この抑制機能を測定するための方法の一つに「ストループテスト」というものがあります。「あか」「あお」「みどり」「きいろ」のいずれかの文字が、「赤」「青」「緑」「黄色」のいずれかの色で書かれたカードがあります。カードを見て瞬時に「カードの文字の色」が何色かを答えるテストです。

例えば図⑫のAのカードでは、正解は「赤」です。これは文字の色と文字情報の内容が一致しているので一致課題といい、比較的簡単です。ところが、Bのカードでは、正解は「緑」になりますが、読字ができる人間の脳では、一般的に文字情報が色の情報より早く処理されるため、つい「赤」と答えがちです。これを不一致課題といい、抑制機能はとくにこの不一致課題でどれくらい素早く、正確に答えを出せるかで測ることができます。

このストループテストのカードは、家庭でも簡単につくることができます。家族団らんのひと時に、色あてゲームとしてわいわいみんなでおこなう習慣をつくれば、生活の中でどんどん脳を鍛えられます。

同じく抑制機能を鍛えるのにおすすめなのが旗上げゲームです。

右手に赤い旗、左手に白い旗を持ち、リーダーが「赤上げて、白下げて、白上げないで、赤あげ……ようかと思ったけど上げないで」など号令をかけて、それに合わせて旗を上げ下ろしします。みかんとりんごなど手近なものでおこなってもOKです。

いずれも慣れてきたら、どんどんスピードを速く

図⑫　ストループテストのカード

A　赤色で「あか」と書かれたカード

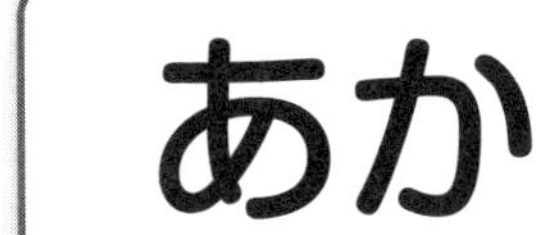

正解は 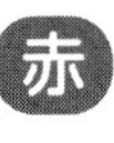

B　緑色で「あか」と書かれたカード

あか

正解は 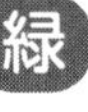

していきましょう。処理速度を上げていくことによって「さらによい脳」に鍛えられます。

じゃれつき遊び

簡単に実行できて、前頭葉の抑制機能を高めるのに効果があるのが「じゃれつき遊び」です。おしくらまんじゅうやレスリング、くすぐりっこなど、子ども同士でも親子でも、体を触れ合わせながら、ルールもなく自由で自発的な手足の動きが促される活動のことをじゃれつき遊びといいます。

大好きな友だちやパパママとじゃれついている時に、子どもは興奮しますから、たくさんの刺激が脳に入り、前頭葉がランダムに活性化します。これが、「こころの脳」の土台になっていくのです。

とくに3歳から9歳くらいまでの子どもたちにとっては、毎日の生活でのじゃれつき遊びの量が、10歳以降の「こころの脳」づくりを左右します。

しかし、このじゃれつき遊びは、長期的な「こころの脳」づくりに関連するだけではなく、即効的な「抑制機能アップ」にもつながるということが、私たちの実験で示されています。

図⑬を見てください。5名の小学生の子どもたちと大学生たちを自由にじゃれついて遊ばせ、その前後でストループテストをしてもらい、結果（正解数）を測定したものです。わずか15分ほど夢中でじゃれつき遊びをしただけで、正解数は平均で1・3倍も増加しました。

　また、２０１１年には小中学生の子どもたちとその親を募って、親子キャンプ実験をおこないました。キャンプでは、大学生と17名の子どもがいっしょに行動し、たくさんの楽しい活動（すいとんづくり、キャンドルファイヤー、ハイキング、温泉入浴など）をおこないながら、生理機能や脳機能を測定してその変化を解析しました。図⑭はその時に得られたストループテストの測定結果です。

　２泊３日のキャンプ中には、その１カ月前の事前研修、１カ月後の事後研修での結果に比較して、ストループテストの正解数が有意に増加していました。

　この実験に参加してくれたのは、ＡＤＨＤや自閉症スペクトラムなどの発達障害の診断がある子たちです。一般的に発達障害児は、前頭葉機能の部分的障害があるとされており、とくにＡＤＨＤ児は平均的に抑制機能が低下しているという報告が多くあります。

　しかし、発達障害のある子どもも、脳は育ちます。そ

図⑬　じゃれつき遊びによるストループ正解数の変化（2009年）

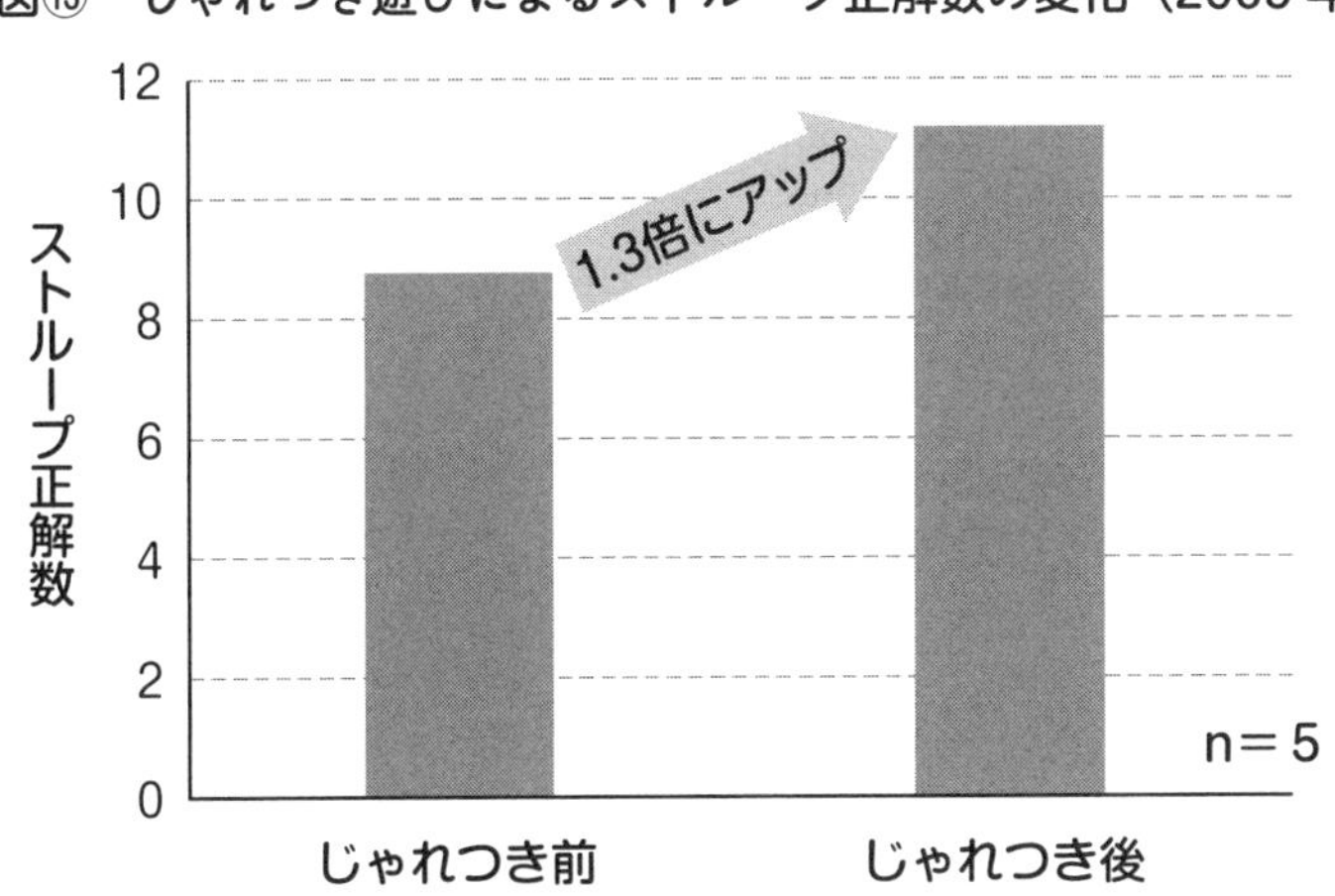

の脳の育ちはペアレンティングによって左右されていて、むしろ障害など脆弱性がある子どもほど、親の与える生活環境によりよくも悪くも影響を受けるということをお伝えしてきました。

これらの実験の結果が、そのことを裏付けています。通常の子どもにとってももちろんですが、とくに生まれつきの脳の機能障害である発達障害のある子どもたちにとって、「さらによく」脳を育てる環境刺激がいかに重要かを知り、家庭で実践していただければと思います。

抑制機能は、「落ち着き、注意、適切な対応」に関わり、衝動的な暴言暴力を抑えたり、学習にも重要な役割を果たします。子どもがキレる、落ち着きがない、または学習に身が入らない、ということで困っている時、多くの親は「叱る」「注意する」そして「言い聞かせて机に向かわせる」という手段を取りますが、本当は、ほんの5分でもいいので、親子でじゃれつき遊びをすることのほうがむしろ有効なのです。

図⑭　キャンプによるストループ正解数の変化（2011 年）

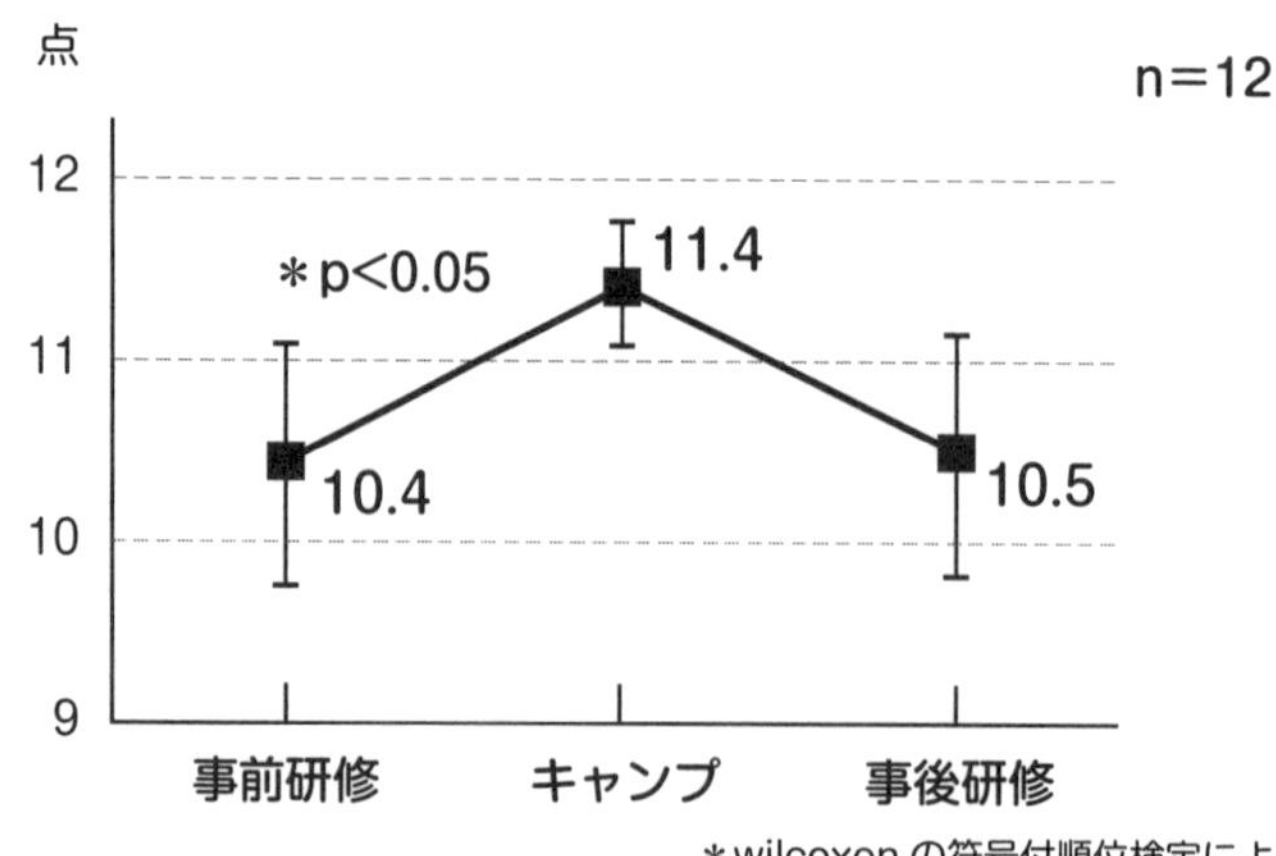

＊wilcoxon の符号付順位検定による

抑制機能を鍛える

●くすぐったり、つついたりをしましょう

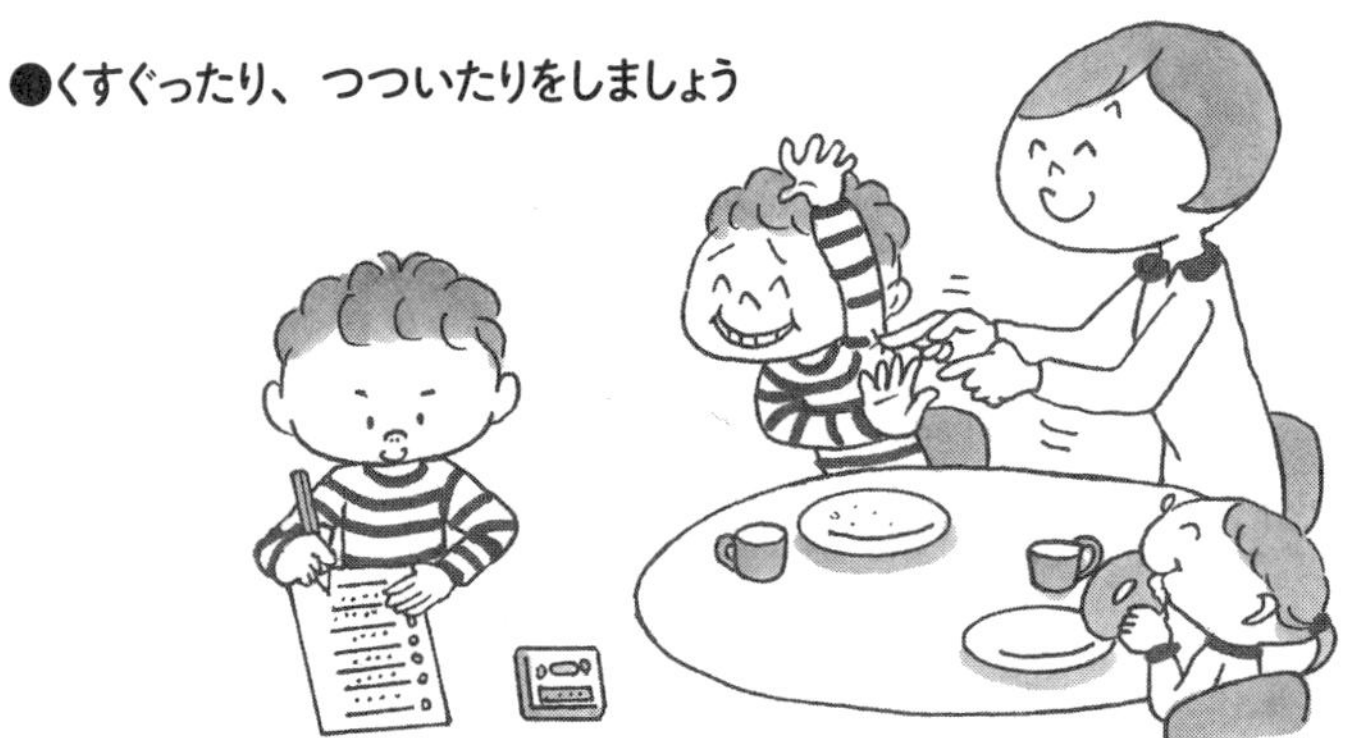

子どもはくすぐったがったりして、からだをよじらせます。これが、「自由で自発的な手足の動き」すなわちじゃれつき遊びです。

そうやって笑いながらからだを動かしたあとなら、子どもはすっと学習の向かうことができやすくなります。「さあ、ぴぴっとなるまで頑張ろう！」と声かけをして、タイマーで5分か10分程度測って、目標を立てさせ（計算5問、漢字1ページなど）、できたらほめながらくすぐる。子どもは身をよじって笑う……の毎日のくり返しで、いつの間にか、キレる、落ち着きがない、または学習に身が入らない、の諸問題は解決されます。

●非日常体験をさせましょう

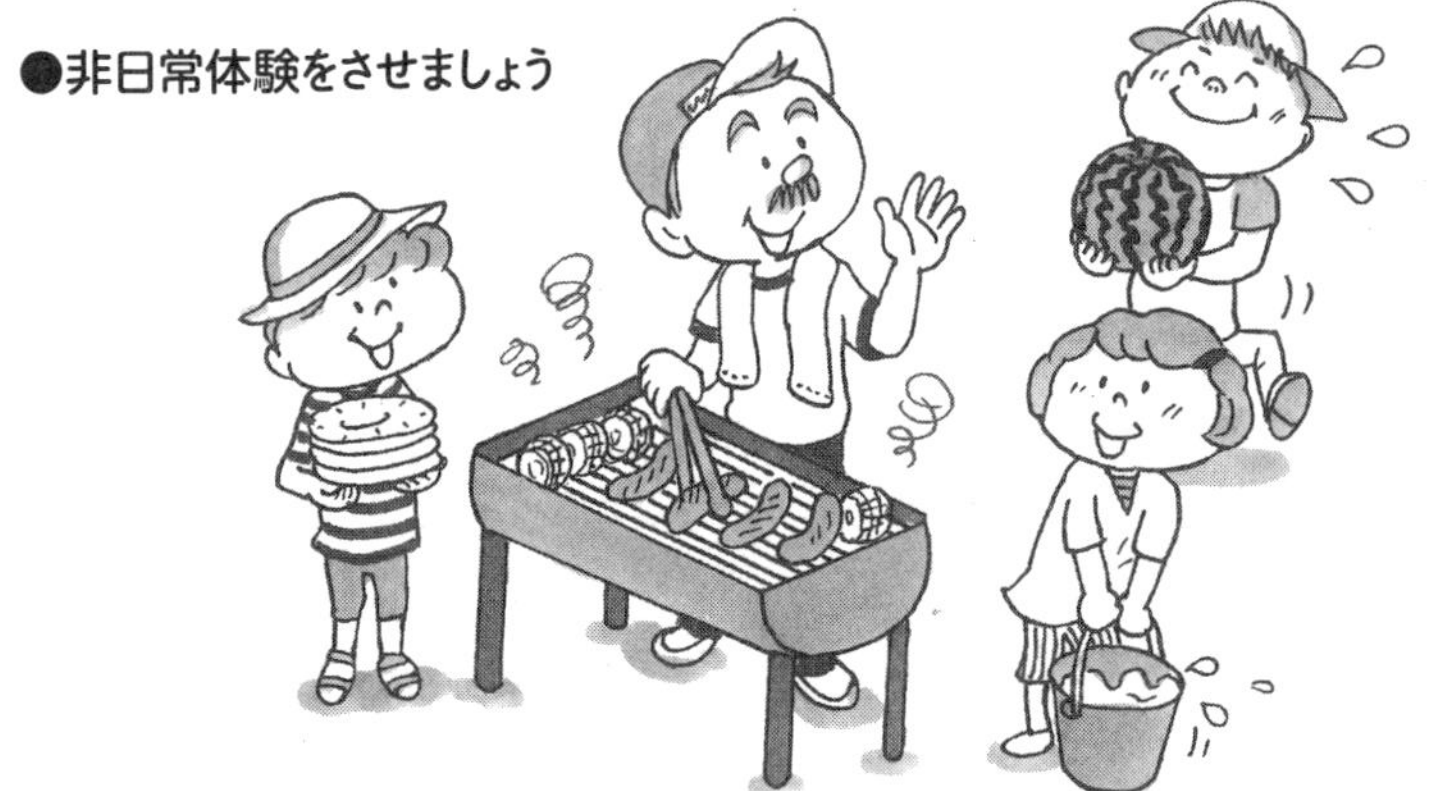

長期休みなどには、子どもだけでキャンプなどに参加させると、それまでに訓練された抑制機能をさらに他人との関わりの中でバージョンアップできるよい機会になり、自信がつけば、「さらによい」脳育てが加速度を増して進んでいきます。「可愛い子には旅をさせろ」です。

◎注意力・集中力を鍛える

ひっかけ文章・間違い探し

本書でお伝えしているペアレンティングの理論は、すべて科学的な根拠に裏打ちはされていますが、基本的には、実際に臨床的な経験を積んだからこそ見えてくるものでもあります。多くの親子を10年以上にわたり見させていただいているため、それが私たちの強みでもあります。まるでその子をいっしょに育てているような感覚で、親の関わり方や言葉かけによる子どもの脳の育ちをつぶさに観察し、比較検討できるのです。

子どもが学童期から成人期になるまで見続けた親子のうち、「ああ、本当にこの子には『さらによい』脳が育ったなあ」と思えるケースでは、親子の関係、とくに大人になった子に対する親の言葉かけに共通の特徴があるということに気づきました。

この親たちは、いつも子どものために「正しくて」「よい」言葉かけだけをしているのではなく、じつはむしろ真逆な対応、つまり「正しくなくて」「よくない」言葉も時折発しているのです。そのため子どもは親の発する言葉に「注意・集中」を怠りません。簡単に言えば、子どもは親に興味や関心を持ち、親の言っている言葉の内容をよく聞いて、おざなりではない回答をしていました。これらの親子には緩急のついた生き生きした会話が維持・展開されているのです。

幼児期・学童期までの子どもは、たいていお母さんやお父さんに興味関心を持ち、いつも生き生きと会話をしているでしょう。でも、中学生以降の思春期になると、親に何を言われても「別に」「どうでもいい」「わかった」など単語でしか答えなくなってしまう子が多くいます。

いつも間違いのない「正しくて」「よい」ことしか話さない親の言うことは、子どもはいつしかちゃんと聞かなくなります。「にんじんは栄養があるから食べなさい」とか「リビングにおもちゃを散らかすと迷惑です」といったような言葉です。

理由は簡単です。生活は毎日毎日くり返されるので、同じ刺激（正しくて」「よい」言葉）が入ってくると、脳は脳疲労を避けるため、それをいちいち前頭葉で思考して処理することをしなくなるからです。

もちろん、まったく効果がないというわけではありません。長い年月の中で毎日親に伝えられ続けた言葉はいつか脳に固着しますので、「にんじんは栄養がある」とか「リビングはすっきりさせるべき」という「知識」としてはきちんと入っていき、「おりこうさんの脳」に定着します。

しかし、「さらによい」脳育てとは、そこからさらに「自分で思考して判断し、行動できる」、簡単に言えば応用が利く脳育てです。

先ほどの「本が読める子がしらゆきひめを読んでいる時の脳」を思い出してください（123ページ参照）。音読をしている時には落ちていた脳血流量が、その後実験者との会話がはじまったとたんに見事に上がってきました。会話をおこなう時に、子どもは受け身ではなく自分で思考しているのです。この時、彼女の前頭葉では相手の言うことを「注意・集中」して聞き取り、「その答えを論理的に思考」し「判断」して言語化しています。

毎日の生活の中で、大人は、「さらによい」脳を育てるために、子どもの前頭葉に、なるべく頻回にこのプロセスを起こさせるように関わればよいのです。

一つには、読み聞かせ、音読、テレビ視聴などのあとには、その内容について大人が簡単な質問をするなどして、必ず会話をおこなう習慣を生活の中でつけるのが役立ちます。

しかし、幼児期や学童期ならともかく、思春期にもなって、テレビを見たあとに親の質問を「注意・集中」して子どもが聞き取り、それに対して素直に文章で答える、というのは難しそうです。

そこで、「時々正しくないこと、よくないことを意図的に親が発言する」習慣をつけることをおすすめします。その習慣は、幼児期からはじめるといいでしょう。

例えば、夜寝る前に「ももたろう」のお話をしてあげている時に、わざと間違えてみます。子どもは、よく知っている「ももたろう」の話を、前頭葉をお休みさせてのんびり聞いていたはずなので、いつもと違う話に「ん？」と違和感を持ち、とたんに前頭葉が活性化します。

これだけの関わりで、子どもは親の言葉をただ聞き流しているばかりではまずい！ ちゃんと注意して聞いておかなきゃ、という習慣づけになります。

さらに幼児期ごろから、家族団らんの時に、「なぞなぞ」や「間違い探し」などを家族の遊びのレパートリーに加えておけば、子どもは自然に言葉や見えるものに対して興味を持ちます。そしてそれが正確かどうかを吟味したり、感覚を研ぎ澄ませるようになれば、脳にはセンサー機能のようなものが備わります。すると、見たり聞いたりして入ってきた刺激に対し、違和感がないものはとくに前頭葉を使わずに処理をし、一方で少しでも違和感を感じると、瞬時に前頭葉の機能をフル稼働して吟味する、つまり効率よく注意・集中の機能が働く「さらによい」脳が育ちやすくなるのです。

なぞなぞ、間違い探しの類の本は、本屋さんでもたくさん売られていますが、市販品をつかわなくても、家庭の中でいくらでもネタを探すことができます。

ご飯を食べながら、

「遠くにあるのに近くにあるっていう食べ物は？」（→そば）

「1個でも双子だという食べ物は？」（→ソー

注意力・集中力を鍛える
どんぶらこ〜、と
おおきなかぼちゃが
流れてきました
えー
ちがうよー
ももたろう
そろそろ
ハロウィンですね

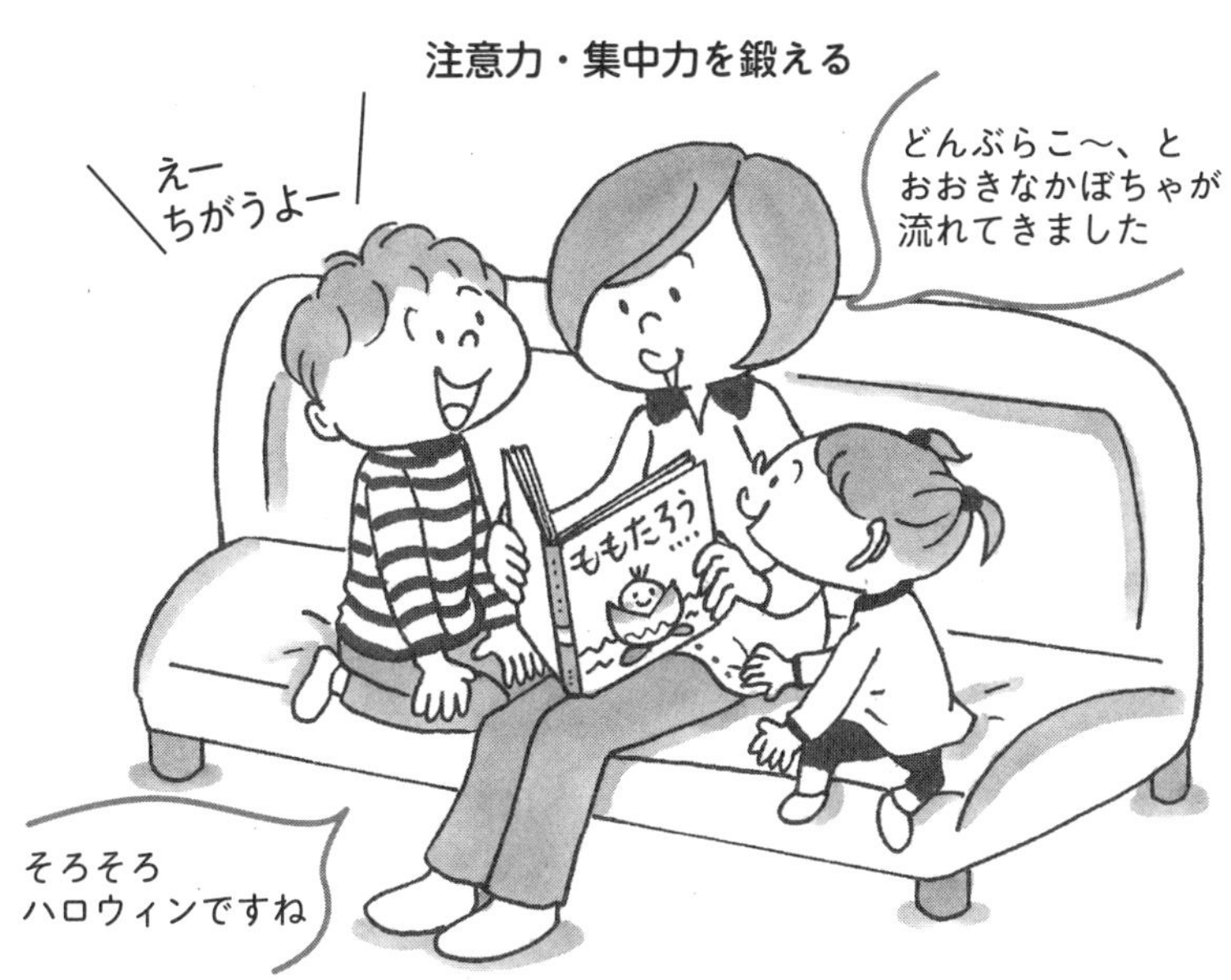

セージ）
「ピアノで弾ける食べ物は？」（↓みそ）
など、身近な食べ物を話題にしながら、食事時間を「さらによい」脳育てに有効利用します。

「一枚上手」で「知恵者」の大人になる

注意・集中して物事を観察する習慣が、子どもが大きくなった時にとても有効であるという事例をご紹介しましょう。

小学校４年生の子C君のお母さんが、C君の不登校のことで相談に来ました。お母さんは、私たちの話を聞き、C君が学校に行きたくないと言った時「学校はちゃんと行くべきところだし、行かないと将来いい大人になれません」と答え、正論を何回も伝えた……つもりでしたが、じつはまったく伝わってなかったんだ！　ということに気づかれました。

そしてその後、よい関わりを学び、ペアレンティングをはじめたことにより、C君は1カ月後に学校に行きだしました。

その後は何事もなく過ごしていましたが、1年後にあるエピソードをお話しに、また私たちのところに来られました。

5年生になったある日、C君は、学校から家に帰ってくるなり、怒りながら攻撃的な口調で言いだしたそうです。

「○○のやつ、本当にムカつくんだよ！　俺の悪口ばかり言いやがって！　もう、ホントあいつのこと、ぶっ殺してやりたいよ～！」

何があったのかはわかりませんが、とにかくC君は湯気を吹く勢いで怒っている。その様子を見たお母さんは、「ここだ！　チャンス！」と思ったそうです。そして、冷静な口調で言ったそうです。

「なるほど～、○○君をぶっ殺してやりたいんだ。そういうことってホントよくあるよねえ～。そうかあ、○○君をぶっ殺すんだ」

それを聞いたとたん、C君は目を丸くして口をつぐみ、お母さんの顔をまじまじと見つめて言いました。

「何言ってんの？　お母さん。本当にぶっ殺したりしたらだめに決まってんじゃん。ものの例えだよ～。○○だってホントは悪い奴じゃないしさ。よく考えたら、俺もあいつの悪口言ったし。明日ちゃんと話をするよ」

お母さんはこのエピソードを私たちにとてもうれしそうに話してくれ、そして誇らしげに「私、うまくやれましたね！」と笑顔を見せてくださいました。

C君のお母さん、よく頑張ったと思います。大人は正しいことがわかっています。だからついつい子どもが間違っていると気づくと、頭ごなしに諫(いさ)めたくなるし、「将来どうなるの？」ととっても心配になってしまいます。でも、本当に子どもの脳を育てることを考えるならば、「自分で正しいことに気づく」脳を育てるための言葉かけが大切なのです。大人が言った「間違ったこと」に気づかせて指摘させる。この時、子どもは大人の言葉に「注意」し「集中」しています。

この方法を使うと、思春期で気持ちが荒れ気味な子どもたちも、親の言うことに注意を払って聞くようになります。そして、間違っていると思うことは容赦なく指摘してきます。

大人からすれば理不尽で身勝手な発言（親を責め立てるなど）も多い時期ですが、そこはあえて聞き流し、C君のお母さんのようにわざと正しくないことを言ってみたりしてください。「正しさ」を追求し正義感が強くなる時期でもある思春期の子どもたちは、親の言葉をしっかり捉えて「反抗」してくると思います。

その言葉を聞き届け、「なんだ、ちゃんと正しいことがわかっているのね。お母さん安心したわ」と言ってあげられれば、僕は（私は）、親にだけはちゃんと理解されている、信頼されている、と不安定な思春期の心によりどころができます。

昔から「負けるが勝ち」ということわざがあります。

今の親たちは得てして、若干この「負けるが勝ち」が苦手なようです。ぜひ、「一枚上手」で「知恵者」の大人ならではの「負けるが勝ち」戦法で、子どもの脳を「さらによく」育てましょう。

改訂新装版　あとがきにかえて

このたびは、「子育て科学アクシス」（以下、アクシス）のメソッドを紹介した『改訂新装版　子どもの脳を発達させるペアレンティング・トレーニング』をお読みいただき、ありがとうございます。

アクシスの活動を始めて9年が経ちますが、これまでさまざまな方に参加していただいています。

朝起きられず、起立性調節障害を疑われていた高校生のAさん。説教ではなく、脳の仕組みをもとに「ブレない生活習慣を確立する」必要があるとお伝えし、自分の体を観察することに取り組んでいただきました。Aさんは、少しずつ自身の体の操縦方法をつかみ始め、ずいぶんと体調管理ができるようになりました。進学し、忙しさゆえに管理を怠ってリズムが崩れることもありますが、そのつど生活習慣を確立できた成功体験を思い出し、軌道修正ができています。今のAさんの相談内容は「卒業後の職業」になりました。

対人不安が強く、就職したくてもなかなか就職できなかった20代前半のBさん。前に進めない自分への焦燥感に対応するため「親子がお互いを尊重して協力しあう体制をつくる」の中の、家事分担に取り組んでいただきました。家事を担うことを通して「私は家の中で○○を担当できている」という自信を少しずつ蓄積し、「家での自信」が「外への不安」を越えたとき、Bさんはアルバイトを始めました。今のBさんの相談内容は「休日の過ごし方」になりました。

子どもが家庭でふさぎこむようになった母親のCさん。小さい頃から意見を言うのに時間がかかる子だったので、「きっとあなたはこう言いたいのね？」と、助け船のつもりで声かけをしてきました。ところが子どもが成長するにつれ、Cさんの声かけは先回りに過ぎなくなり、「意見を言うのに慎重な子」だっただけなのに「意見を聞いてもらえないから言わない子」にしてしまいました。Cさんには「親子が楽しめるポジティブな家庭の雰囲気をつくる」を実践してもらい、加えてCさん自身の失敗談をたくさん子どもに伝えてもらいました。結果、とりとめのない会話がスムーズになり、やがて子どもが部活動の人間関係を吐露しはじめ、弱音を言いあえる親子となりました。今のCさんの相談内容は「融通が利かない夫への対応方法」です。

みなさんの相談内容が変わったとき、タイミングを見て、最初の課題を乗り越えたことに触れます。すでに過去のことで、ご自身にとっては些細なことになっていたとしても、当面の課題を越えたということは偉業であり、しっかり履歴に残してほしいからです。

私たちはけっこういろいろ越えてきています。それがこれからもそれなりに越えていける自信になります。

本書をつくるにあたり、たくさんの方のお力添えをいただきました。合同出版の坂上美樹様、副島春乃様、ルーテル学院大学大学院総合人間学研究科教授　田副真美先生、アクシススタッフ、施設やアクシスで出会えたたくさんのご家族の皆様、本当にありがとうございました。本書をこれらすべての方々に捧げます。

上岡勇二

２０２３年５月

参考図書

『早起きリズムで脳を育てる』成田奈緒子（芽ばえ社、２０１２年）

『イラスト版子どものアンガーマネジメント――怒りをコントロールする43のスキル』一般社団法人日本アンガーマネジメント協会、篠真希＋長縄史子（合同出版、２０１５年）

『脳科学からみた8歳までの子どもの脳にやっていいこと・悪いこと』成田奈緒子（ＰＨＰ研究所、２０１６年）

『睡眠時間を削らず塾にも行かず現役で国立医学部に合格した私の勉強法』成田奈緒子（芽ばえ社、２０１６年）

『イラスト版子どものストレスマネジメント――自分で自分を上手に助ける45の練習』伊藤絵美（合同出版、２０１６年）

『脳科学からみた男の子の「ちゃんと自立できる脳」の育て方』成田奈緒子・子育て科学アクシス（ＰＨＰ研究所、２０１７年）

『ストレスは集中力を高める』上岡勇二（芽ばえ社、２０１７年）

●著者紹介

成田 奈緒子（なりた・なおこ）

発達脳科学者・小児科医・医学博士・公認心理師。子育て科学アクシス代表・文教大学教育学部教授。1987年神戸大学医学部卒業後、米国セントルイスのワシントン大学医学部や筑波大学基礎医学系で分子生物学・発生学・解剖学・脳科学の研究をおこなう。2005年より現職。臨床医、研究者としての活動も続けながら、医療・心理・教育・福祉を融合した新しい子育て理論を展開している。著書は『「発達障害」と間違われる子どもたち』（青春出版社、2023年）、『高学歴親という病』（講談社、2023年）、『子どもにいいこと大全』（主婦の友社、2020年）など多数。

上岡 勇二（かみおか・ゆうじ）

臨床心理士・公認心理師。子育て科学アクシススタッフ。1999年、茨城大学大学院教育学研究科を修了したのち、適応指導教室・児童相談所・病弱特別支援学校院内学級に勤務し、子どもたちの社会性をはぐくむ実践的な支援に力を注ぐ。また、茨城県発達障害者支援センターにおいて成人の発達障害当事者や保護者を含めた家族支援に携わる。2014年より現職。著書に『子どもが幸せになる「正しい睡眠」』（共著、産業編集センター、2019年）、『ストレスは集中力を高める』（芽ばえ社、2017年）、『その「一言」が子どもの脳をダメにする』（共著、SBクリエイティブ、2023年）。

●編者紹介

子育て科学アクシス

成田奈緒子と上岡勇二が中心になり2014年に立ち上げた、脳科学を基本とした親支援・家族支援事業。発達障害（自閉症スペクトラム等）や不登校、引きこもり、育児不安などさまざまな不安や悩みを抱える親子を、医療・心理・教育・福祉の専門家が新しいアプローチ方法でサポートしている。

イラスト　いとうみき
本文デザイン・組版　竹川美智子
装丁　吉崎広明（ベルソグラフィック）

改訂新装版
子どもの脳を発達させる
ペアレンティング・トレーニング
育てにくい子ほどよく伸びる

2018年7月30日　第１刷発行
2023年5月25日　改訂新装版　第１刷発行
2024年9月25日　改訂新装版　第２刷発行

著　者　成田奈緒子＋上岡勇二
編　者　子育て科学アクシス
発行者　坂上美樹
発行所　合同出版株式会社
　　　　東京都小金井市関野町1-6-10
　　　　郵便番号　184-0001
　　　　電話　042（401）2930
　　　　振替　00180-9-65422
　　　　ホームページ　https://www.godo-shuppan.co.jp
印刷・製本　株式会社シナノ
■刊行図書リストを無料進呈いたします。
■落丁乱丁の際はお取り換えいたします。

ISBN978-4-7726-1532-7　NDC370　210×148